CONTRIBUTION A L'ÉTUDE

DES

RECHUTES

DANS

LA FIÈVRE TYPHOÏDE

PAR

ADRIEN-EUGÈNE LICHT

ANCIEN AIDE DE CLINIQUE ; LAURÉAT DE LA FACULTÉ (PRIX 1885, 1886, PRIX BÉNIT 1887)

ÉLÈVE DU SERVICE DE SANTÉ MILITAIRE.

NANCY

IMPRIMERIE PAUL SORDOILLET

51, rue Saint-Dizier, 51

1887

CONTRIBUTION A L'ÉTUDE

DES

RECHUTES

DANS

LA FIÈVRE TYPHOÏDE

CONTRIBUTION A L'ÉTUDE

DES

RECHUTES

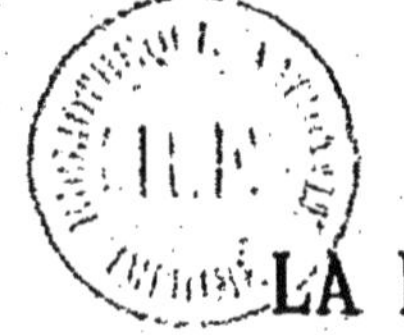

DANS

LA FIÈVRE TYPHOÏDE

PAR

ADRIEN-EUGÈNE LICHT

ANCIEN AIDE DE CLINIQUE ; LAURÉAT DE LA FACULTÉ (PRIX 1885, 1886. PRIX BÉNIT 1887).

ÉLÈVE DU SERVICE DE SANTÉ MILITAIRE.

NANCY

IMPRIMERIE PAUL SORDOILLET

51, rue Saint-Dizier, 51

1887

INTRODUCTION

Pendant notre année d'internat au service de M. le professeur Bernheim, nous avons eu l'occasion d'observer et de suivre un certain nombre de malades atteints de fièvre typhoïde avec rechute : depuis cette époque, des cas semblables ont été soumis à notre examen dans le même service. Réunissant les faits observés pendant deux années et choisissant quelques observations dans la nombreuse collection de la clinique, nous avons entrepris, sur les conseils de notre maître, de traiter un sujet aussi ancien : nous avons été guidé dans notre travail par les publications et par les leçons cliniques de notre maître.

Notre travail est divisé en sept chapitres : après un historique rapide, nous montrerons, dans la pathogénie, que la rechute, dans la fièvre typhoïde, n'est qu'un mode normal de cette affection ; nous donnerons ensuite nos observations, et, dans un chapitre d'étude clinique, nous réunirons l'étiologie, l'anatomie pathologique et la symptomatologie, réservant un paragraphe spécial aux rechutes sans symptômes : le diagnostic, le pronostic et le traitement compléteront cette étude ; enfin, nous tirerons des conclusions.

Mais avant d'aborder notre sujet, nous prions M. le professeur Bernheim de recevoir l'expression de notre profonde gratitude et de notre vive reconnaissance pour l'honneur qu'il nous fait en acceptant la présidence de notre thèse et pour la bienveillance qu'il nous a toujours témoignée pendant nos études médicales : nous gardons de notre maître le plus précieux souvenir.

Remercions aussi M. le professeur agrégé Simon, dont les conseils nous ont été utiles pour la rédaction de ce travail.

Nous avons été heureux de rencontrer chez tous nos maîtres une bienveillance dont nous les remercions : nous prions M. le professeur agrégé Rohmer, qui n'a cessé de nous témoigner le plus vif intérêt pendant notre année d'internat à son service, d'agréer l'hommage de notre reconnaissance.

HISTORIQUE

Les Réversions dans les fièvres éruptives étaient connues dès le siècle dernier. En 1746, Castelli (*Lexicon medicum Genevæ*) écrivait : « *Dicitur morbi reversio, reciprocatio et usitatius recidiva, quando scilicet prioris morbi causa non perfecta remota, ob ejus novam collectionem morbus, qui ad sensum videbatur extinctus, evidenter repetit et recurrit.* » Seul le terme *rechute* est d'invention plus récente.

Rœderer et Wagler (1783) comprennent sous le nom de récidive des accidents de nature diverse, mais ils pensent « que la maladie déjà vaincue était quelquefois rappelée de nouveau. »

Petit et Serres, en 1812, ne font pas mention de la rechute. Plus tard, Chomel, Andral, Louis, Bouillaud, Forget signalent la rechute parmi les accidents de la dothiénentérie et publient quelques observations. Les ouvrages de Gendron, Franck, Valleix sont muets sur cette question.

C'est en 1839 que Taupin (*Journal des Connais. médico-chir.*) publie sous le nom de récidives les premiers faits de rechutes.

En 1841, Rilliet et Barthez publient deux cas de récidives qui seraient mieux appelés rechutes, puis aucun mémoire ne paraît jusqu'en 1856. A cette époque, Barbrau (1), exposant les idées de son maître Beau, admet des rechutes vraies et des rechutes fausses.

En Allemagne, paraissent les travaux de Griesinger (1847), Thierfelder (1855), Hirsch ; Fuchs signale le dicrotisme du pouls dans la rechute. Wunderlich, en 1858, emploie le terme hypostrophe, qu'il applique aux anomalies de la convalescence : il signale également le retour possible de l'éruption scarlatineuse.

(1) *Des Rechutes dans la fièvre typhoïde* (*Gazette des hôpitaux*, 1856).

Stewart, en 1838, publie trois cas de rechute, dont un mortel. En 1859, Michel (1) applique le terme de réversion ou rechute-récidive au retour des accidents typhiques, quelle que soit l'époque de leur réapparition : dans certains cas, il y aurait simple intermittence des accidents entre les deux manifestations, dans d'autres, le retour des symptômes ne se ferait qu'après deux à quatre semaines; enfin, dans un troisième groupe de faits, les deux attaques seraient séparées par des années.

Loué pense que les rechutes coïncident avec des lésions intestinales nouvelles ou des lésions anciennes dont la cicatrisation a pu être retardée.

Murchison, dans son ouvrage, ajoute quelques observations aux faits de Michel.

Mais c'est seulement à partir du moment où l'on suivit l'évolution de la fièvre typhoïde, le thermomètre à la main, que l'on se fit une idée nette de la rechute.

Déjà, en 1852, Traube, à Berlin, avait publié des tracés. Bollenat (1869) emploie le terme de récidive et étudie les irrégularités de la température dans la fièvre typhoïde.

Grisolle consacre un chapitre aux récidives, tandis que les traités classiques de Barrier, de Niemeyer, West n'en font pas mention.

C'est en 1869 (2) que l'on tenta pour la première fois de séparer la rechute de la recidive et de la recrudescence. Dans la discussion qui eut lieu à la Société des Hôpitaux, à l'occasion d'une observation de Lorain, celui-ci soutint qu'il s'agissait d'une récidive, c'est-à dire de deux fièvres accolées et non d'une deuxième phase de la même maladie. Bourdon et Labbé rapportèrent des faits semblables. Hérard, Dumontpallier, Bergeron proposèrent d'appeler rechutes ces nouvelles évolutions, réservant le terme de récidive aux atteintes qui surviennent longtemps après le rétablissement complet du malade.

(1) *Union médicale*, 1859. Th. de Paris, 1864.
(2) *Bulletin de la Société médicale des Hôpitaux*, 1869.

C. Paul chercha dans la marche de la température un signe permettant de différencier la rechute de la récidive : rechute indiquerait la reproduction d'une partie de l'évolution typhoïde ; il y aurait récidive lorsque l'évolution est complète et que l'appareil symptomatique se présente dans son entier.

A partir de ce moment les travaux se succèdent : Gubler (1869), Laboulbène (1871), Carville (1872), Isambert (1872), Colin (1873), Féréol (1874), d'Espine et Picot (1876) signalent des faits nouveaux.

Cornil, en 1872, publie un cas de rechute avec tuberculose. La même année, M. Potain, dans une leçon faite à l'hôpital Cochin, parle des *réitérations* qui peuvent se produire de trois à quatre fois et sont de plus en plus courtes.

Guyard (Thèse 1876) résume l'état de la question et expose les idées de son maître Cadet de Gassicourt.

M. Bernheim (1), en 1877, étudie les rechutes et les différencie des mouvements fébriles survenant dans le cours de la convalescence : l'année suivante paraît la thèse de Neubauer sur la fièvre de convalescence : l'auteur rapporte également quelques cas de rechute.

Raynaud, en 1879, émet l'opinion que l'on a affaire à une maladie voisine de la dothiénentérie, à une fièvre typhoïde à rechute se rapprochant de la dothiénentérie au même titre que le *relapsing fever* est voisin du typhus exanthématique. Perrin, dans sa thèse parue la même année, réfuta l'opinion de Raynaud et admit les idées de C. Paul.

Bucquoy et Homolle (1877) consacrent une leçon aux rechutes dans la fièvre typhoïde : Cadet de Gassicourt discute leur nature dans son *Traité des maladies de l'enfance*.

En 1883, Hutinel, dans sa thèse d'agrégation, fait une étude complète de la rechute et résume les travaux antérieurs.

Meunier (1883), Romiszowki, Devic (Lyon, 1886) consacrent leur thèse inaugurale à l'étude de cette question ; Lebon (Nancy,

(1) Bernheim. *Leçons cliniques*, 1877.

1884) signale des rechutes dans l'épidémie de Liverdun ; la thèse de Sacquin (1885) contient deux faits de rechutes survenues chez des femmes enceintes.

Steinthal de Leipzig et de Ziemssen de Munich (1884) attachent une grande importance diagnostique à l'ascension en échelons de la température, au moment de la reprise des symptômes, à la durée et aux allures de la fièvre, à l'existence des taches rosées.

Jaccoud, dans ses leçons cliniques (1887), relate un cas de cinq rechutes et insiste également sur la marche de la température.

Signalons enfin une communication de M. Bouchard, au Congrès de Nancy (1886), les publications périodiques et la plupart des traités classiques et nous aurons énuméré rapidement la plupart des travaux relatifs à cet important sujet.

PATHOGENIE

On admet généralement aujourd'hui que la fièvre typhoïde peut présenter plusieurs formes suivant la durée de l'évolution : la première forme, considérée comme le type le plus fréquent, est la fièvre à trois septénaires ; d'autres fois, cette durée est plus courte et réduite à deux septénaires ; c'est la forme abortive ; enfin une troisième forme constitue la fièvre typhoïde prolongée. Tels sont les trois types que l'on considère habituellement comme normaux de l'évolution typhoïde. Si nous cherchons à interpréter ces formes, nous verrons que dans la première les plaques de Peyer évoluent régulièrement en passant par les phases d'hyperplasie et d'ulcération auxquelles succède la cicatrisation. Dans la forme abortive, les plaques de Peyer n'arrivent pas à la période d'ulcération, elles se résolvent sans s'ulcérer et l'affection avorte, soit parce que l'agent pathogène n'est pas assez vivace, soit qu'il ne trouve pas dans l'organisme des conditions favorables à son développement. En examinant l'intestin d'un malade mort dans le cours d'une fièvre prolongée, on voit que toutes les lésions ne sont pas au même stade de développement : à mesure que l'on s'éloigne de la valvule, les plaques ulcérées ou en voie de cicatrisation font place à des ulcérations plus récentes, puis à des plaques en voie d'ulcération ; plus haut enfin elles sont simplement hypertrophiées. Toutes ces lésions ne sont donc pas contemporaines ; elles ne se développent pas en même temps : il s'agit de déterminations successives, greffées les unes sur les autres, répondant à l'évolution du poison typhique : en d'autres termes, les bacilles typhiques ne se développent pas tous en même temps, les uns ne commençant leur évolution que plus tardivement, de sorte que cette succession de lésions détermine une prolongation de la maladie.

Si nous rapprochons de ces formes considérées comme normales les fièvres dites à recrudescence, ou à rechute, « on voit apparaître des analogies remarquables qui rapprochent ces différentes formes lesquelles ne sont que des modalités diverses d'une même infection, se jugeant d'une façon variable suivant les individus (Hutinel). » Entre les formes prolongées et les recrudescences, entre celles-ci et les rechutes, on peut trouver toutes les formes de transition et établir ainsi une série non interrompue, dans laquelle les cas extrêmes seraient nettement définis tandis que les cas intermédiaires ne pourraient être qualifiés rigoureusement.

Ces formes à recrudescences et à rechutes sont aussi normales que les formes prolongées, étant admis que les germes introduits dans l'organisme peuvent ne pas évoluer en même temps ; elles ne diffèrent que par l'époque à laquelle survient la nouvelle poussée qui prolonge l'affection première. Dans la rechute, la nouvelle poussée commence lorsque la première a terminé son évolution dans la recrudescence, au contraire, elle survient pendant la période régressive : dans ces formes comme dans la forme prolongée, on voit les lésions se développer progressivement, par déterminations successives, les premières étant en voie de réparation, les dernières à la période d'hyperplasie. La fièvre typhoïde procède par poussées successives, comme certaines maladies infectieuses, l'érysipèle par exemple ; si, la première évolution étant terminée, il se trouve encore dans l'organisme des germes qui n'ont pas évolué, ces germes latents pourront se développer et, trouvant un terrain favorable à leur multiplication, déterminer une nouvelle évolution typhique : c'est la rechute. Lorsque cette nouvelle évolution se fait avant que la première soit terminée, on a une recrudescence ; si la seconde évolution commence avant que la première ait commencé sa défervescence on a une prolongation de la période d'état. Tous ces faits correspondent à un seul et même ordre de phénomènes : si l'évolution est subintrante, on a une prolongation de la période d'état ; si elle est successive, c'est une recrudescence ; consécutive, c'est une rechute.

L'anatomie pathologique, l'évolution clinique nous montrent que la fièvre typhoïde procède par poussées successives. La pathologie générale vient également à l'appui de notre thèse : dans toutes les maladies infectieuses, après la pénétration du germe pathogène, il s'écoule une période pendant laquelle le microbe se développe, se multiplie sans manifester sa présence, sans provoquer de réaction de la part de l'organisme : c'est la période d'incubation. Survient alors la maladie confirmée à laquelle, après une durée déterminée pour chaque infection, succède habituellement une convalescence franche et définitive. — D'autres fois, la convalescence est subitement interrompue par une nouvelle évolution morbide semblable à la première : dans ces cas, une partie de l'agent infectieux, quelques colonies de microbes semblent n'avoir atteint que plus tardivement leur développement, ou bien de nouvelles colonies ont continué à se développer d'une façon latente, pendant la période intercalaire, et, trouvant un terrain favorable et non encore épuisé, ont provoqué de nouvelles manifestations morbides. Dans l'érysipèle, par exemple, il n'est pas rare de voir se produire, après une courte interruption, une nouvelle ascension thermique accompagnée d'une extension de l'inflammation cutanée, ou qui lui sert de prélude: de pareilles rechutes peuvent se présenter à plusieurs reprises ; quelquefois même l'ascension thermique existe seule, et l'on ne découvre aucune lésion capable d'expliquer la fièvre : ces faits sont analogues aux rechutes sans symptômes. Dans le rhumatisme articulaire, les manifestations sont fréquemment interrompues par des intervalles apyrétiques, et les poussées sont généralement multiples.

Nous pourrions multiplier les exemples de maladies infectieuses ou contagieuses d'origine microbienne, évoluant ainsi par poussées successives, à intervalles plus ou moins éloignés, (érysipèle, septicémie, ostéomyélite, impaludisme, syphilis, etc. Il en est de même de la fièvre typhoïde. Ebert et Klebs ont décrit le microbe spécial de cette affection ; les bacilles ont été cultivés et isolés par Gaffky, puis étudiés dans tous les organes par Koch, Frænkel, Simmonds, Seitz, Cornil, Chantemesse et Vidal, etc. Ces auteurs ont montré que le bacille existait dans la plupart des organes, notamment dans la rate et dans l'intestin : Seitz, Frænkel prétendent l'avoir trouvé dans les selles après cinq semaines et plus de maladie ; ne doit-on pas alors admettre que ces bacilles, existant encore dans l'organisme et provenant de la première infection, ont continué à se multiplier et ont provoqué, par leur pullulation, une nouvelle évolution de la maladie, c'est-à-dire une rechute ?

La première opinion émise au sujet de la pathogénie de la rechute est celle de Lorain : cet auteur disait qu'il s'agissait de deux fièvres typhoïdes accolées et non pas d'une deuxième phase de la même maladie. Hervieux et Griesinger soutenaient que des sujets placés dans un milieu nosocomial pouvaient, pendant la convalescence, reprendre la même maladie. Il n'existait donc pas de rechutes, mais seulement des récidives. Ces opinions sont généralement abandonnées. Comment admettre, en effet, une infection nouvelle après un espace de temps aussi court, alors que la fièvre typhoïde confère, le plus souvent, l'immunité? La rechute apparaît, le plus souvent, après une période intercalaire moindre que la période d'incubation ordinaire de la dothiénentérie; de plus, entre les rechutes les plus tardives et les récidives les plus précoces (du 2e au 4e mois), il existe une période pendant laquelle on a rarement observé une nouvelle fièvre.

Hamernijk et Maclagan supposaient que le sujet peut s'infecter, lui-même, par une réabsorption des principes septiques de l'intestin.

Raynaud voyait, dans la fièvre typhoïde à rechutes, une entité morbide voisine de la dothiénentérie comme la fièvre récurrente se rapproche du typhus exanthématique. Ces deux dernières affections diffèrent par leur étiologie, leurs symptômes: elles peuvent se succéder chez le même sujet à très court intervalle: ces différences n'existent pas entre la fièvre typhoïde et la fièvre à rechute: les lésions, la symptomatologie, la marche sont identiques.

Déjà, en 1869, Bergeron, Hérard, Dumontpallier admettaient une seule infection pouvant évoluer en plusieurs poussées au lieu de s'épuiser en une seule attaque. Wunderlich, parlant des recrudescences, disait: « Il est permis de supposer que les altérations se font par poussées successives. » « Il semblerait, disait Trousseau, que le virus typhique n'ait pas épuisé toute son action dans une première explosion, et que l'économie ne puisse s'en débarrasser qu'après des efforts répétés. »

Cette opinion a été également soutenue par Guyard, Potain, Cadet de Gassicourt, Murchison, Jaccoud, etc.

DEFINITIONS

Jusqu'en 1869, on employait indistinctement les termes de rechute, récidive, recrudescence, sans attacher une signification spéciale à chacun de ces termes. Cependant, dès 1856, Chomel définissait la rechute « la réapparition d'une maladie qui vient de se terminer, et dont la convalescence n'est pas encore achevée : on doit entendre, par récidive, le retour d'une maladie après l'entier rétablissement du sujet. » Wunderlich appliquait le terme d'hypostrophe et Michel celui de réversion ou rechute-récidive, au retour des accidents typhiques, quelle que fût l'époque de leur apparition.

Lorain, en 1869, appelait récidive une nouvelle évolution typhique survenant quelques jours après l'établissement de la convalescence et pensait qu'il s'agissait de deux fièvres typhoïdes accolées, et non d'une deuxième phase de la même maladie. Pour C. Paul, la rechute impliquait la reproduction d'une partie seulement de l'évolution de la maladie, la récidive une évolution thermométrique complète et un appareil symptomatique entier. Dumontpallier, Hérard, etc. critiquèrent ces interprétations et admirent la définition de Chomel : cette opinion prévalut et, depuis cette époque, ces définitions furent généralement admises.

Cependant, de nos jours, les auteurs allemands emploient encore le terme récidive dans le sens de rechute, tout en reconnaissant la différence pathogénique qui existe entre deux évolutions typhiques qui se succèdent immédiatement ou à longue échéance.

Hutinel appelle rechute l'apparition, après l'établissement apparent de la convalescence, de la totalité ou d'une partie des symptômes qui ont caractérisé la première attaque ; et recrudescence une surélévation de la température qui se produit ordinairement pendant la période de défervescence, dure plusieurs jours et s'accompagne toujours d'une aggravation des symptômes typhiques.

D'après ces définitions il semblerait que tous les mouvements fébriles avec aggravation des symptômes typhiques survenus à la période de déclin ou de convalescence dussent être rangés dans les recrudescences ou les rechutes. Or, il peut y avoir recrudescence fébrile sans que ce soit une recrudescence ou une rechute typhique ; les complications si nombreuses qui surviennent dans la dothiénentérie, notamment à la fin du deuxième ou du troisième septénaire, provoquent un mouvement fébrile souvent intense ; de nouveaux symptômes peuvent apparaître (langue blanche, inappétence, diarrhée, etc.) ; l'adynamie, la stupeur ou les phénomènes ataxiques peuvent s'exagérer sous l'influence d'une complication (abcès, suppuration, etc.) ; par exemple, chez un convalescent atteint de broncho-pneumonie et chez lequel au moment où se produit la complication on observe une exacerbation fébrile avec adynamie prononcée, dira-t-on qu'il y a recrudescence ou rechute ? Evidemment non ; il faut pour caractériser une rechute que les phénomènes observés puissent être rattachés à une nouvelle évolution typhique.

Avec M. Bernheim, nous définirons la rechute une seconde évolution ou, disons mieux, poussée typhique qui succède à une première poussée terminée ; il y a recrudescence quand la seconde évolution commence pendant la période régressive, non encore terminée de la première.

Ce qui différencie la rechute de la recrudescence, c'est l'existence dans la première d'un certain intervalle pendant lequel toute évolution typhique semble arrêtée ; les deux poussées se succèdent sans se confondre ; dans la seconde, les deux évolutions empiètent l'une sur l'autre.

Il semble dès lors facile de différencier ces deux formes de l'affection typhoïde et cependant rien n'est plus difficile dans les cas où les deux évolutions se succèdent immédiatement. « On

« pourrait, dit Meunier, établir une série d'observations où l'on « trouverait toutes les dates de transition entre les recrudescences « et les rechutes; la rémission intercalaire est quelquefois si pro- « noncée et en même temps si courte que l'on hésite dans la « qualification à donner. » Dans ces cas l'avis de M. Jaccoud nous semble devoir être adopté : « Entre les rechutes et les recru- « descences la limite ne saurait être rigoureuse : en effet, cer- « taines recrudescences tout à fait tardives constituent de vraies « rechutes anticipées qui empiètent sur la maladie première sans « intervalle apyrétique. » Nous verrons que l'intervalle apyréti- que n'est pas absolument nécessaire à la rechute : l'évolution typhoïde peut être terminée, la fièvre seule survivre, due à une autre cause.

La récidive est une nouvelle fièvre typhoïde, due à une nouvelle infection survenant chez un sujet qui a déjà été atteint plusieurs mois ou plusieurs années auparavant.

Si la recrudescence et la rechute peuvent dans certains cas être confondues, il n'en est plus de même de la récidive et de la rechute : il y a entre ces deux évolutions morbides une différence absolue dans la pathogénie. La rechute ne correspond pas à une nouvelle intoxication, elle n'est que la seconde phase d'une même infection qui évolue en deux temps : la récidive au contraire est une fièvre typhoïde nouvelle, résultant d'une seconde infec- tion et n'ayant aucun rapport avec la première maladie.

La fièvre typhoïde, en effet, ne confère pas une immunité abso- lue et les récidives sont plus fréquentes dans cette affection que dans les fièvres éruptives (variole, scarlatine, par exemple).

OBSERVATION I.

Fièvre continue avec broncho-pneumonie. — Rechute le 53me jour, après 18 jours d'apyrexie. Ascension rapide. Durée 14 jours.

G., Elisabeth, 23 ans, domestique. Entre le 2 août 1887. Malade depuis 10 jours. L'affection a débuté par de la céphalalgie, des éblouissements. Inappétence. Pros- tration. Insomnie. Epistaxis. Constipation.

3 août. — 11e jour. T. M. 40°; S. 40°,2; P. 100. Langue grisâtre. Pas de selle depuis 7 jours. Ventre souple. Rouchus et sibilances.

5 août. — T. M. 40°; S. 40°,4; P. 96, S. 100. Taches rosées; 6 selles diarrhéiques hier.

8 août. — T. M. 39°,6; S. 40°,2. Délire la nuit. 6 selles diarrhéiques. Bains à 27°.

9 août. — T. M. 40°; S. 41°,4. Délire, agition. Frissons après un bain à 27° qui dura 10 minutes. Respiration rude.

Du 10 au 13 août. — 18e à 20e jour. La température reste entre 40° et 40°,4 malgré les bains. Bronchite intense, râles sous-crépitants dans les deux bases. Du 23e au 34e jour la température baisse lentement en lysis. Les phénomènes thoraciques s'amendent progressivement; la diarrhée disparait et la malade entre en convalescence le 35e jour.

Apyrexie totale du 35e au 53e jour. La malade mange, se lève. Elle demandait à sortir, quand tout à coup la fièvre reparut. La température remonta rapidement en échelons et atteignit 40° le soir du 3e jour. — Le pouls à 100° pendant la 1re poussée, oscille entre 116 et 120 pendant toute la durée de la rechute.

A partir du 3e jour oscillations stationnaires; le thermomètre marquant 39° à 40°. L'appétit se perd, la diarrhée apparait le 3e jour. Taches rosées le 6e. Le 12e jour on note une rémission matinale forte : 38°; le lendemain 38°; le soir 39°,2 : le jour suivant la température est normale, et les symptômes, bénins pendant toute la durée de la rechute, disparaissent.

OBSERVATION II.

Fièvre typhoïde à forme thoracique légère. Rechute le 23e jour. Durée 9 jours, après 16 jours d'apyrexie.

B.., Jeanne, 7 ans, entre le 17 décembre 1887. Serait malade depuis 11 jours, se plaint de céphalalgie, courbature et anorexie.

18 décembre. — 12e jour. M. 38°; S. 40° P. 128-140. A eu une selle diarrhéique. Ventre bouffi, inappétence. Ronchus et sibilances généralisés, râles sous-crépitants à la base gauche.

19 et 20 décembre. — M. 39°,6; S. 40°,6 et 40°,4; P. 136-120. Peu de diarrhée Agitation pendant la nuit, mêmes signes thoraciques. Lèvres fuligineuses.

21 décembre. — 15e jour. M. 39°,6; S. 40°,4; P. 128. A eu 3 selles diarrhéiques involontaires. Intelligence nette.

22 et 23 décembre. — M. 39°,2 et 37°,4; S. 38°,6 et 36°,6. La défervescence commence. Selles diarrhéiques involontaires. La langue est plus humide. Le 24 la température est normale, l'enfant entre en convalescence et commence à manger.

Le 8 janvier, après 16 jours d'apyrexie, l'enfant, ayant mangé des gâteaux, perdit l'appétit le lendemain.

Le 13 janvier. — 5e jour de la rechute. La veille au soir T. 40°,2. Le 13 au matin 38°,4; S. 39°,4; P. 120-124. Langue blanche. Ventre ballonné. Quelques taches rosées.

Les 14 et 15 une selle diarrhéique. La température descend. Le 16 (9e jour) elle est normale et la convalescence est définitive.

OBSERVATION III.

Fièvre typhoïde légère qui dure 16 jours. — 13 jours d'apyrexie. Rechute légère pendant 8 jours.

V..., Octavie, 20 ans, domestique. Entrée le 9 octobre 1886 au 6e jour d'une fièvre typhoïde. Début par de la céphalalgie, de la lassitude avec inappétence, soif intense, diarrhée abondante, vertiges et douleurs musculaires.

12 octobre. — 9e jour. M. 39°,2; S. 39°,6; P. 80-96. Langue blanche au milieu, rouge sur les bords. Inappétence. Une selle diarrhéique le matin. Ventre ballonné. Quelques taches rosées. Respiration nette.

13 octobre. — 10e jour. M. 39°; S. 39°, 8 ; P. 68-88. Lèvres sèches, langue humide. Vomit un peu. 2 selles diarrhéiques hier. Subdélire. Défervescence par lysis du 14 au 18. La langue est peu chargée. Diarrhée faible.

Le 19 octobre. — 16e jour. La malade mange un œuf.

On ne prenait plus la température, la malade se levait, quand tout à coup l'appétit disparut.

3 novembre. — Hier soir T. 40°,2 ; ce matin 38°,8 ; S. 40°,4. ; P. 84. Anorexie depuis deux jours, langue blanche, vomit ce qu'elle boit. Pas de selle depuis 2 jours, une selle semi-diarrhéique aujourd'hui.

Ventre bouffi Pas de taches rosées.

JOURS:	4 (Nov. 5e jour).	5e	6e	7e	8e
Temp. M.....	38°,4	38°	37°,8	38°,4	38°.
Temp. S.....	40°	39°,8	39°,6	38°,4	37°,4.

Le pouls varie de 100 à 116. Pendant toute la durée de la rechute on ne note qu'une langue un peu blanche, une diarrhée légère et un peu de ballonnement du ventre. La courbe présente de grandes oscillations. Le 19e jour environ l'apyrexie est complète.

OBSERVATION IV.

Fièvre continue, d'intensité moyenne. — Durée 20 jours. Hémorrhagie intestinale. Après 8 jours d'apyrexie rechute, avec sueurs profuses, qui dure 21 jours.

J. Jean, entré le 28 août 1884, au 9e jour de l'affection. Début par de la céphalalgie frontale, de la courbature, insomnie, douleurs abdominales du côté droit. Taches rosées nombreuses.

T. 39°,6 matin et soir; P. 100. 4 selles diarrhéiques.

2 septembre. — La défervescence commence. T. M. 38°,6; S. 39°,2. A eu hier soir une hémorrhagie intestinale évaluée à environ 300 grammes. P. 96-100.

La défervescence se fait par lysis et le 8 août (20e jour) l'apyrexie est complète. Les symptômes ont disparu.

On continue à prendre la température, et le 17 août, après 8 jours d'apyrexie, la température atteint successivement le soir 38°,4, 39° puis 40°. Le pouls devient plus fréquent et atteint 140 le 3e jour. On ne note pas d'autres symptômes qu'un léger malaise et de l'inappétence.

Du 3e au 8e jour, période des oscillations stationnaires, le thermomètre marque 39° à 40°. Apparition de quelques taches rosées. Pas de diarrhée.

25 septembre. — 9e jour. T. M. 39°,4; S. 40°,6; P. 116. Langue grise, 3 selles diarrhéiques; sommeil un peu agité, se plaint de sueurs aux jambes.

26 septembre. — 10e jour. T. M. 39°,8 ; S. 40°,4 ; une selle moulée.

27 septembre. — T. M. 39°,4 ; S. 39°,6 ; P. 112-116 ; sueurs. La défervescence s'effectue lentement par lysis et le 6 octobre (20e jour) la température est normale et la convalescence définitive.

Ainsi fièvre typhoïde évoluant normalement jusqu'au 14e jour, où la malade a une hémorrhagie intestinale. Convalescence le 20e jour. Après 8 jours d'apyrexie, rechute à forme sudorale dans laquelle on observe néanmoins de la diarrhée.

OBSERVATION V.

Fièvre d'intensité moyenne. — Rechute. — Mort par suite de perforation intestinale.

R. Charles, 17 ans, cultivateur, entre à l'hôpital le 18 mars 1877. Se dit malade depuis 6 semaines: est resté alité pendant 4 semaines, puis, se sentant mieux, s'est levé 8 jours. A ressenti alors une grande lassitude avec faiblesse, de la céphalalgie, de la fièvre, a eu deux épistaxis Diarrhée au bout de 3 jours.

20 mars. — 8e jour. T. M. 38°,8 ; P. 96 ; T. S. 39°,8 ; P. 100 — Langue blanche. Ventre un peu bouffi. 4 selles diarrhéiques. Quelques ronchus disséminés. Jusqu'au 27 la température oscille entre 39° et 40°, le pouls à 100. La diarrhée persiste. La fièvre évolue régulièrement.

28 mars. — T. M. 37°,5 ; P. 96. Le malade se sent mieux.

29 mars. — Dans la nuit a été pris subitement de vives douleurs dans la région ombilicale, de vomissements bilieux. Ce matin la douleur a disparu. P. 140, petit. La face est pâle, grippée, les yeux excavés ; le ventre, sensible à la palpation superficielle, est tendu.

30 mars. — 18e jour. A été calme dans la journée d'hier ; n'a pas vomi. Pas de selle. T. 40 ; P. 152 ; R. 40. A eu plusieurs vomissements bilieux dans la nuit. Pas de selle. Le ventre est très-sensible.

Mort dans la nuit du 18e jour.

Autopsie. — Les anses intestinales sont agglutinées par du pus épais, fibrineux. Epanchement séro-purulent dans le petit bassin. Les intestins sont hyperhémiés. Le péritoine pariétal, hyperhémié, est couvert d'un exsudat purulent.

A droite de l'ombilic on découvre une perforation comme une pièce de 20 centimes ; elle est située à 15 centimètres au-dessus de la valvule, et occupe une plaque de Peyer largement ulcérée. Ulcérations nombreuses près de la valvule et dans l'iléon sur une étendue de 35 centimètres environ. Au-dessus, dans toute l'étendue de l'intestin grêle, les plaques de Peyer sont gonflées ; enfin, près de la valvule on voit quelques ulcères cicatrisés.

Les poumons sont congestionnés. Cœur flasque, tissu décoloré. Foie volumineux, de consistance pâteuse, jaune. Rate hypertrophiée.

OBSERVATION VI.

Fièvre typhoïde bénigne : dix jours. Apyrexie pendant 7 jours. Rechute très légère qui dure 15 jours. Accélération du pouls. Ascension thermométrique rapide.

R. Augustine, 17 ans, brodeuse, entrée le 20 mai 1886. Malade depuis 4 jours, éprouvait un malaise général avec inappétence, soif vive ; a eu des frissons. Céphalalgie le soir. Quelques bourdonnements d'oreilles. Pas d'epistaxis ni de diarrhée. Insomnie.

20 mai. — 5e jour. T. M. 39° ; S. 38°,4 ; P. 100-108. Lymphatique. Langue blanche au milieu. Prostration. Respiration nette.

22 mai. — 7e jour. T. M. 38°,4 ; S. 38°,6 ; P. 104-96. Pas de diarrhée. Quelques taches rosées. Quelques ronchus et sibilances.

23 mai. — La défervescence commence et le 25 mai (10e jour) elle est totale. L'appétit ne reparaît que le 28 et la malade mange pendant 4 jours.

Le *1er juin*, après 7 jours d'apyrexie, le thermomètre monte le soir à 38°, le lendemain soir la température est à 39°. En même temps l'appétit disparaît. La langue est de nouveau blanche. Le pouls devient plus fréquent et reste au-dessus de 100 pendant toute la durée de la rechute.

2, 3, 4 juin. — T. S. 39° ; T. M. 38°,4 à 38°,8. Langue blanche. Ventre un peu bouffi. Pas de selle. A peu d'appétit.

7, 8 juin. — T. M. 38° et 37°,6 ; T. S. 39° et 38°,8. Se plaint de vertiges quand elle s'assied. Pas de diarrhée; une selle provoquée. Demande à manger.

9 juin. — 9e jour. 38° matin et soir; P. 96-116. Une vingtaine de taches rosées. Langue un peu blanche. Une selle à la suite d'un lavement. Mange un peu.

Jusqu'au 16 juin la température est irrégulière. On ne constate aucun symptôme nouveau. L'appétit persiste : la malade mange un œuf, puis un peu de viande à midi; pas de diarrhée. La fièvre et les taches rosées sont les seuls symptômes qui permettent d'affirmer l'existence de la rechute.

OBSERVATION VII.

Fièvre continue prolongée. Apyrexie 7 jours. Rechute légère.

P..., Blandine, 23 ans, domestique, entrée le 22 décembre 1881, au 15e jour d'une fièvre continue qui a débuté par de la céphalalgie, des bourdonnements d'oreilles et de l'insomnie. Diarrhée depuis 8 jours. Ne s'est pas alitée.

23 décembre. — 16e jour. T. M. 39°.6 ; T. S. 40°,8; P. 108. Langue blanche. Ventre sensible. Pas de taches rosées. Quelques ronchus et sibilances. 5 selles diarrhéiques ; accuse des coliques. Lavement laudanisé.

25 décembre — 18e jour. T. M. 40° ; P. S. 41°; P. 100-104. Six selles. Quelques taches rosées.

Les 27, 28, et 29, on donne 0,60 centigrammes de digitale. La température reste élevée au-dessus de 39°. Le pouls n'est pas ralenti. On constate un souffle avec piaulement systolique et présystolique. Se plaint de battements de cœur. La diarrhée est toujours abondante ; 5 à 6 selles par jour ; quelquefois selles involontaires. Céphalalgie. Délire. Ronchus et sibilances sans hypostase. Potion avec extrait de quinquina, 4 grammes.

1er janvier. — 25e jour. T. M. 39° ; S. 39°,6 ; P. 100-108. Se plaint de surdité. Une selle hier. Urines involontaires. Un peu d'hypostase.

3 janvier. — 27e jour. T. M. 38°,6 ; S. 39° ; P. 104-108. 5 selles diarrhéiques. Urines involontaires. Souffle cardiaque persistant. Subdélire. Cet état typhoïde avec température élevée, prostration, tendance à l'hypostase, subdélire, etc, persiste jusqu'au 16 janvier (40e jour). A ce moment la température descend en lysis et le 44e jour l'apyrexie est complète. Il n'y a plus qu'une selle diarrhéique. La respiration devient nette, l'appétit renaît et la malade mange.

29 janvier. — 53e jour. La température monte à 38° le soir ; elle atteint 38°,6 le lendemain soir et 39°,6 le 1er février. Néanmoins la malade a de l'appétit. Elle n'accuse qu'une légère céphalalgie. Pas de diarrhée.

2 février. — 5e jour de la rechute. T. M. 39° ; S. 39°,6 ; P. 108-128. Nausées. Pas de selles depuis 2 jours. Langue un peu grise.

3 février. — 6e jour. T. M. 38°,6 ; S. 39°,2. N'a plus d'appétit. 3 selles diarrhéiques. Ronchus et sibilances. Hypostase.

4 février. — T. M. 39°,4 ; S. 39°,6 ; P. 124. Légère céphalalgie. Appétit. Selles moulées Pas de taches rosées. Cet état persiste jusqu'au 9 février (12e jour). La température baisse, la céphalalgie disparait, la malade mange toujours, la langue est humide et, le 13 février, elle entre en convalescence après une légère rechute de 15 jours.

OBSERVATION VIII.

Fièvre typhoïde à forme abdominale. Hémorrhagies intestinales. Prolongation de la période d'état jusqu'au 36e jour. Apyrexie de 6 jours. Rechute avec quelques symptômes ataxo-adynamiques. Durée 14 jours.

R..., Elise, 25 ans, domestique, entre le 25 février 1887 au 8e jour d'une fièvre typhoïde. Début par des frissons. Céphalalgie. Bourdonnements d'oreille. Pas de vertiges. Epistaxis le 4e jour. Diarrhée depuis la veille. A vomi hier. Insomnie.

28 février. — 9e jour. T. M. 39°,4 ; S. 40°,6 ; P. 108. Lymphatique. Langue peu chargée. Ventre souple. Regard égaré, s'agite. 2 selles diarrhéiques hier. Respiration nette.

1er mars. — 10e jour. T. M. 39°,6 ; S. 40°,6 ; P. 108. Pas de selle hier. Langue peu chargée. Ventre un peu bouffi. Quelques taches rosées. Subdélire.

Même état jusqu'au 6 mars, la température tendant toutefois à descendre

11 mars. — 20e jour. T. M. 38°,8 ; S. 40° ; P. 120-112 A eu hier une selle hémorrhagique d'environ 200 grammes. Le pouls est petit. Se plaint de coliques. Ventre bouffi sensible à la pression. Extrait thébaïque 0,05.

12 mars. — T. M. 39° ; S. 40°, 4 ; P. 104-110. Nouvelle selle hémorrhagique hier d'environ 400 grammes de sang mélangé de quelques caillots. Langue sèche. Ergotine, 1 gramme ; extrait thébaïque 0,05.

14 mars. — 23e jour. T. M. 39°,4 ; s. 40 ; P. 120. A eu hier une nouvelle selle hémorrhagique abondante. A vomi dans la journée. La face est pâle, le pouls est petit, langue peu chargée —Pas de selle dans la nuit. Extrait thébaïque 0,05c ; thé au rhum.

17 mars. — 26e jour. T. M. 39° ; S. 40° ; P. 120. Deux selles moulées, la première contenant un peu de sang. Nausées. Tousse un peu. Se plaint de nouveau de coliques. Le pouls est petit. Prescr. : extrait de quinquina 4 grammes, ergotine 1 gramme, thé au rhum 1 litre.

Du 18 au 20. — La température reste élevée. La malade n'a plus de selle. Délire un peu la nuit. Face anxieuse, pouls dépressible. Le ventre est souple. Bronchite généralisée ; quelques râles sous crépitants à la base droite.

Du 21 au 27 mars. — 36e jour. La température baisse en terrasse. La face est pâle ; les yeux excavés. Une à deux selles diarrhéiques par jour. Se plaint encore de coliques. Râles sous-crépitants dans les deux bases. Apyrexie, du 27 mars au 2 avril. La malade commence à manger, la diarrhée a disparu. Quelques râles sonores. A partir du 3 avril la température remonte lentement d'abord pendant 3 jours la malade n'accusant aucun symptôme typhique.

7 avril. — 5e jour de la rechute. T. M. 38°,2; s. 39°,8; P. 116-120. Ne mange plus depuis hier. A déliré la nuit. Une selle provoquée.

11 avril. — 9e jour. T. M. 38°,4; S. 39°,4; P. 120. Délire toute la nuit. Pas de selle depuis deux jours. Langue humide, peu chargée. Pouls petit, dépressible. Ventre peu tendu. Quelques taches rosées. Vomit son thé au rhum. Respiration nette. Amaigrissement notable.

13 avril. — 11e jour. T. M. et s. 38°,6; P. 120-124. Une selle provoquée.

14 avril. — 12e jour. T. M. 38°,8; S. 38°,6; P. 96-124. Délire la nuit; pas de selle. Langue humide, ulcération sur les gencives.

Le 18 avril, après une rechute de 16 jours, la température reste normale.

OBSERVATION IX.

Communiquée par M. de Langenhagen, interne de M. le professeur Spillmann.

L. Louis, 23 ans, a été au service du 25 janvier 1887 au 9 février; pour une fièvre continue bénigne (taches rosées, diarrhée légère, pas de signes thoraciques etc...) qui dura 3 semaines. Paraissait guéri à sa sortie. L'apyrexie était complète, les selles moulées; l'appétit revenu.

Rentré le 17 février, 8 jours après sa sortie, le malade dit avoir depuis 3 jours de la diarrhée et un malaise général.

On constate. T. M. 39°,4; S. 39°,8; P. à 120. Prostration, ventre légèrement ballonné. Taches rosées nouvelles. Langue sèche. Quelques ronchus et sibilances.

18 février. — A été très agité la nuit. Pouls dicrote. A une heure de l'après-midi mort subite.

Autopsie. — Au niveau de la valvule iléocœcale on trouve un groupe d'ulcérations à fond ardoisé, détergées. Plus haut sept plaques de Peyer tuméfiées.

Le tissu du cœur est mou, flasque, le foie congestionné, la rate, diffluente, pèse 600 grammes.

OBSERVATION X.

Fièvre typhoïde d'intensité moyenne ; à forme thoracique. Défervescence lente. Apyrexie le 26e jour pendant 4 jours. Rechute à forme abdominale durant 18 jours. Ascension thermique en échelons ; accélération du pouls (100 à 120). Taches rosées nombreuses. Diarrhée très abondante.

F. Emile, 25 ans, épicier, entre le 15 février 1887. L'affection aurait débuté, il y a 12 jours, par un frisson violent suivi de sueurs. Diarrhée dès le début. Céphalalgie continue et bourdonnements d'oreilles. Lassitude générale. Anorexie, pas d'épistaxis, ni de vertiges. Insomnies depuis 4 jours.

17 janvier. — 14e jour. T. M. 38° ; S. 39° ; P. 64-76. Langue présentant un enduit grisâtre au milieu, rouge sur les bords. Ventre bouffi. Peu de taches rosées. 3 selles diarrhéiques hier. Respiration nette en avant. Quelques râles fins à la base droite. Intelligence nette.

La fièvre évolue normalement jusqu'au 20 janvier (17e jour). A partir de ce moment il se produit de grandes oscillations. La température est normale le matin, tandis que le soir elle descend progressivement de 40°,4, le 20 au soir, à 40° puis 39°,6 etc., pour devenir normale le 26e jour. Pendant ce temps les symptômes ne présentent aucune gravité. Une à deux selles par jour. La langue est humide, l'intelligence nette, la bronchite peu intense. Le 25e jour, 28 janvier, l'appétit revient le malade mange et il se lève le 3 février, malgré une température de 38° la veille au soir. L'apyrexie complète n'a duré que 4 jours, du 25 janvier au 1er février, du 26e au 29e jour.

4 et 5 février. — La température remonte à 39°,2, puis 39°,8 le soir ; le matin 38°. Ne se plaint de rien. Appétit, mange deux œufs. Une selle moulée, dans la nuit. Respiration nette.

7 février. — 6e jour de la rechute. T. M. 38°,2 ; S. 40°,6 ; P. 116-132. L'appétit est perdu depuis hier. Langue blanche. Pas de selles hier. Quelques taches rosées.

11 février. — 10e jour. T. M. 40° ; S. 40°,4 ; P. 108. 4 à 5 selles diarrhéiques, le jour, une vingtaine la nuit. Agitation, délire la nuit. Taches rosées nombreuses sur les membres, le tronc, l'abdomen. Trait. : lavement laudanisé.

A partir du 12 la défervescence commence d'abord lentement jusqu'au 18 février, 17e jour ; la température tombe alors brusquement de 39°,6 à 37°,6 puis 37°,4 pour rester définitivement normale, le 19 février (18e jour). Pendant ce temps on constate que la diarrhée diminue. La langue blanche, et sèche, devient humide. La face un peu hébétée, s'anime. Le délire et l'agitation disparaissent et le 20 février la convalescence est franchement établie.

OBSERVATION XI.

Fièvre typhoïde à forme thoracique. Rechute le 25e jour. Forme thoracique grave qui dure 20 jours.

W..., Clémence, 27 ans, cigarière, entre le 4 décembre. L'affection, qui est en défervescence, a débuté il y a 19 jours par des frissons et la céphalalgie. Inappétence : elle dut s'aliter aussitôt. Bientôt survient la toux, puis de la diarrhée le 8e jour. T. le 4 au soir : 38°,8.

5 décembre. — 20e jour. T. M. 37°,6 ; S. 38°,6 ; P. 104. Bonne constitution. Lèvres un peu cyanosées. Râles humides généralisés ; râles sous-crépitants en arrière, à la base droite. Langue blanche, Inappétence. Ventre souple, non douloureux. Quelques taches rosées pâles. 2 selles diarrhéiques hier.

6 et 7 décembre. — T. S. 38°,2. Le matin, la température est normale

8 et 9. — Apyrexie ; le 10 au soir, 38°, puis à 39°,4 le lendemain matin. Jusqu'au 15 décembre, on ne note aucun symptôme. On pense à une rechute.

16 décembre. — 7e jour de la rechute. T. M. 39°,2 ; S. 39°,8 ; P. 84-120. Quelques taches rosées ont apparu. La malade tousse beaucoup. Expectoration muco-purulente abondante. En avant, ronchus et sibilances généralisés ; en arrière, gros râles muqueux dans les sommets, devenant plus fins dans les fosses sous-épineuses, et sous-crépitants dans les bases. Langue sèche. Lèvres fuligineuses. Prostration. Céphalalgie. Délire la nuit, selles diarrhéiques et urines involontaires.

Les 17 et 18. — La malade a des crachats hémoptoïques. T. M. et S. 39°,4. Elle est très agitée la nuit. Antipyrrhine, 3 gr., thé au rhum, sirop d'Ipéca. Râles muqueux généralisés, râles sous-crépitants dans les bases.

19 décembre. — 10e jour. T. M. 39°,2 ; S. 37°,6 après l'administration de 3 gr. d'antipyrrhine. P. 124-104. Vomit tout ce qu'elle prend. Selles diarrhéiques involontaires. N'a plus de crachats hémoptoïques. Expectoration muco-purulente abondante.

Même état les 20, 21, 22 décembre. Expectoration très abondante. Adynamie profonde. Selles et urines involontaires. Vomissements.

23 décembre. — 15e jour. T. M. 38°,2 ; S. 38°,6 ; P. 100 à 112. Les râles diminuent. Intelligence nette. Demande à manger. Est calme la nuit. Diarrhée persistante ; plus de selles involontaires.

25 décembre. — La température continue à descendre en terrasse. Pas de selle hier. La dyspnée diminue. La face n'est plus cyanosée. L'expectoration diminue. Râles fins dans les bases.

Le 27. — 17e jour de la rechute. La température est normale et les symptômes disparaissent graduellement. Le 1er janvier, la malade mange. Le 4, elle se lève. La toux a complètement disparu. Le 4 janvier, la malade se lève et descend aux convalescents où elle reste en observation pendant deux mois environ.

OBSERVATION XII.

Forme ataxo-adynamique. Rechute le 27e jour après deux jours d'apyrexie. Mort par hémorrhagie intestinale le 12e jour. Endo-péricardite.

T....., Marie, 36 ans, tailleuse, anémique, de tempérament lymphatico-nerveux, entre le 11e jour d'une fièvre continue. Accuse de la soif, de l'anorexie, de l'insomnie depuis le début ; depuis 6 jours a de la diarrhée.

27 mai 1886. — Hier soir T. 40 ; P. 96. Prostration. Subdélire. Urines et selles involontaires la nuit. Souffle anémique à la base du cœur. Le ventre est balonné. Taches rosées disséminées.

Les jours suivants la température oscille entre 39°,2 et 39°,8 le soir et 38°2 à 38°,8 le matin. La malade est calme. 3 à 4 selles diarrhéiques par jour. Bronchite légère.

A partir du 3 juin la température est normale le matin, le soir 38° pendant 4 jours. Les 7 et 8 juin, la température est normale, la diarrhée a disparu, la malade mange.

Le 12 la température se relève et atteint 38°,4 le lendemain soir. Le pouls devient plus fréquent, 120 à 126 (tandis qu'il n'a pas dépassé 100 pendant la première poussée). Néanmoins l'appétit persiste jusqu'au 19 (8e jour).

19 juin. — T. M., 39°; S. 39°,6; P. 120. 5 selles diarrhéiques. Taches rosées. Bronchite légère.

21 juin. — 10e jour. T. M., 37° 7; S. 39°,6; P. 120. A été agitée la nuit. Une selle involontaire. Prostration.

22 juin. — T. M. 39°,5; S. 40°; P. 132. Délire toute la nuit, très agitée. Urines et selles involontaires. Frottement vers la pointe du cœur. Souffle léger systolique.

Le lendemain (12e jour), les urines sont abondantes. La malade a encore un peu déliré la nuit. Vers 6 heures du soir, elle a une hémorrhagie très-abondante, environ 3 bassins de sang pur avec quelques caillots. Traitement : glace ; extrait thébaïque ; ergotine. La malade à ce moment est pâle. Le pouls filiforme. Elle succombe deux heures après.

Autopsie. — Près de la valvule une douzaine d'ulcérations détergées ; quelques-unes sont presque cicatrisées. A un mètre au-dessus apparaissent quelques follicules simplement gonflés dont l'un commence à s'ulcérer.

Le gros intestin est vide de sang et présente dans le cæcum et la 1re portion du colon, un grand nombre d'ulcérations folliculaires recouvertes d'eschares, en train de se détacher. On ne découvre pas de vaisseau ulcéré. Le péricarde présente à la base quelques dépôts fibrineux. Le cœur est vide de sang; le tissu pâle et mou. La valvule mitrale est épaisse et présente quelques noyaux fibro-cartilagineux.

OBSERVATION XIII.

Fièvre typhoïde moyenne ; durée 22 jours. Après deux jours d'apyrexie rechute, ascension rapide de la température et du pouls. Durée 10 jours.

H..., Marie, 22 ans, domestique, entrée le 9 mai 1886, au 14e jour d'une fièvre typhoïde qui aurait débuté par de la céphalalgie avec lassitude.

10 mai. — 15e jour. T. M. 39 ,2 ; S. 39°,6 ; P. 100-108. Langue blanche un peu sèche. Accuse des vertiges. Délire la nuit. Ventre bouffi, non sensible. 5 selles diarrhéiques. Taches rosées, nombreuses. Ronchus et sibilances généralisées. Le 11 mai, la température étant à 40°,6, le soir on donne 4 grammes d'antipyrine. Le 12 au matin elle a baissé à 36° mais le lendemain soir elle est de nouveau à 40°,4; La malade est calme, a 3 ou 4 selles diarrhéiques. P. entre 100 et 120; jusqu'au 16, on donne deux grammes d'antipyrrhine, aussi le tracé est-il très irrégulier.

18 et 19 mai. — 23 et 24e jour. Apyrexie matinale spontanée. Léger mouvement fébrile le soir. Même état le 25e jour. La langue est blanche. La malade a faim. Une selle moulée. On permet deux œufs et de la viande hachée.

21 mai. — 26e jour. Rechute. T. M. 39° ; S. 39°,6 ; P. 128-132. L'appétit diminue, n'est pas perdu complétement. 2 selles moulées. Le ventre n'est pas douloureux.

23 mai. — 3e jour. T. M. 39° ; S. 39°,6 ; P. 120-128. Langue chargée, rouge sur les bords. Pas de diarrhée. Quelques taches rosées. Cet état dure jusqu'au 27 mai, 7e jour. A ce moment la température commence à baisser le matin.

29 mai. — 9e jour. M. 37°,2; S. 39°; P. 120. 3 selles diarrhéiques. Quelques ronchus et sibilances. Le lendemain on note deux selles diarrhéiques. T. 38°; et le 31 mai, 11e jour de la rechute, l'apyrexie est complète et définitive.

OBSERVATION XIV.

Fièvre typhoïde d'intensité moyenne. Légère ataxie. Recrudescence le 19e jour jusqu'au 31e jour.

S...., Caroline, 17 ans, domestique, entre le 8 mai 1887. Se dit malade depuis 8 jours. Céphalalgie. Inappétence. N'est alitée que depuis 3 jours. Lassitude. Epistaxis il y a deux jours.

9 mai. — 10e jour. T. M. 39°,6 ; S. 39°,8 ; P. 116-128. A eu 4 selles diarrhéiques dans la nuit. Ventre bouffi. Pas de taches rosées. Respiration rugulleuse sans râles.

10 mai. — 11e jour. T. M. 39°,2 ; S. 40°; P. 120-124. A eu 4 selles diarrhéiques hier. Traitement : digitale 0,75 centigrammes.

12 mai. — T. M. 38°,6 ; S. 40°,2 ; P. 80-132. A vomi sa digitale hier. Langue humide. 4 selles diarrhéiques. Délire un peu la nuit. Ventre un peu bouffi. Quelques taches rosées. Respiration nette.

13 et 14 mai. — La température baisse un peu. 39° le soir; 38°,2 le matin. Le pouls ralenti est à 80. Plusieurs selles involontaires. Tendance à la somnolence. Ronchus et sibilances disséminés. Délire la nuit.

16 mai. — 17e jour. La température est normale le matin ; le soir 38°,4. Urines involontaires. 3 selles diarrhéiques. Délire toujours.

17 mai. — T. M. 36° ; S. 37° ; P. 60-80. Selle moulée. Plus de délire. Le lendemain la température remonte à 39° le soir. La malade a un peu d'appétit. 2 selles semi-moulées. La langue est humide. C'est une recrudescence.

Oscillations ascendantes pendant 5 jours, du 18 au 22 mai.

22 mai. — 5e jour de la recrudescence. T. M. 38°,2 ; S. 40°,4 ; P. 92. A eu 4 selles diarrhéiques. Langue blanche. Taches rosées nouvelles. Inappétence.

23 mai. — 6e jour. T. M. 37°2 ; S. 39°6 ; P. 80. Selles diarrhéiques involontaires. Langue humide.

24, 25 et 26 mai. — Grandes oscillations. T. M. 37° ; S. 40 à 40°,4. Inappétence. Langue humide. Selles et urines involontaires la nuit. Légère eschare au sacrum. Quelques sibilances.

A partir du 26 mai. — 9e jour. La température baisse par une lysis qui dure 4 jours (12e jour). A ce moment l'appétit revient. La langue est humide, encore un peu blanche. Une selle semi-moulée. Le pouls devient plus fréquent au moment de la convalescence.

OBSERVATION XV.

Fièvre continue d'intensité moyenne. Période intercalaire irrégulière pendant 14 jours. Rechute bénigne durant 9 jours. Ascension en échelons. Accélération du pouls.

F..., Catherine, 20 ans, tailleuse, entre le 7 octobre 1886. Est malade depuis 3 semaines environ. Aurait eu successivement de l'inappétence avec nausées, de la céphalalgie. Depuis 5 jours, insomnie, diarrhée. Accès d'étouffements depuis 3 jours. A eu des crises hystériques.

9 octobre. — T. M. 38°,9 ; S. 39°,6 ; P. 140-120. Lymphatique. La langue est un peu sèche. Ventre un peu ballonné. Quelques taches rosées. 3 selles involontaires hier. Délire un peu la nuit. Respiration nette.

13 octobre. — T. M. 39°,8 ; S. 39°,6 ; P. 144. Ne délire plus. Langue toujours sèche. Plusieurs selles diarrhéiques volontaires.

16 octobre. — T. 38°,6 matin et soir ; P. 120-112. Une seule selle diarrhéique. Intelligence nette.

17 octobre. — La malade se trouve bien, demande à manger. Une selle moulée. Du 17 octobre au 1er novembre, la malade continue à se trouver bien ; néanmoins la température, normale le matin, oscille, tous les soirs, entre 38° et 38°,4.

3 novembre. — Rechute depuis deux jours. Se plaint de céphalalgie, d'inappétence. A eu des vomissements. T. le 1er novembre au soir, 38°,6 ; le 2 au matin, 38°,2 ; S. 39°6 ; le 3, matin et soir, 38°,8 ; P. 128-132. Langue blanche. Une selle diarrhéique.

4 novembre. — 4e jour. T. M. 38° ; S. 40° ; P. 132-120. Ne vomit plus.

6 novembre. — 6e jour. T. 39°,4 le matin et le soir ; P. 140-132. Langue peu chargée. Quelques taches rosées sur l'abdomen et la base du thorax ; 2 taches à la face. Ventre souple. Respiration un peu soufflée au sommet droit.

8 novembre. — T. M. 38°,6 ; S. 38 ; P. 132-120. Pas de selle hier. Langue humide. — *Le 10 et le 11 novembre,* apyrexie Plus de diarrhée. L'appétit revient.

OBSERVATION XVI.

Fièvre continue avec tendance à l'adynamie; durée 20 jours environ. Recrudescence assez brusque de la température après une période irrégulière de 9 jours.

H..., Lisa, 17 ans, bonnetière, entre le 20 octobre 1885. Se dit malade depuis 8 ou 9 jours. Début par des frissons. Céphalalgie. Bourdonnements d'oreilles. Anorexie. Soif vive. A son entrée, T. 39°,4. Langue, blanche au milieu, rouge à la pointe. Ventre un peu bouffi. Sensible. Taches rosées. Intelligence nette. Quelques ronchus et sibilances.

Du 22 au 27 octobre. — Oscillations stationnaires, 38°,8 le matin; 39°,6 à 40° le soir. Le pouls est fréquent, 116 à 128. Face hébétée, prostration. Gémit sans cesse. La langue est sèche. Ventre balloné. Selles et urines involontaires. Rougeur avec excoriations au sacrum; respiration nette.

On prescrit 3 potions de digitale, les 28, 29, 30 octobre; le pouls se ralentit et tombe de 120 à 60 après la 3e potion. En même temps, la température baisse, les symptômes s'amendent.

31 octobre. — 20e jour. T. M 37°,4; S. 38°; P. 60. Langue encore un peu sèche. Une selle diarrhéique. Se trouve mieux

Pendant 4 jours la température est normale le matin; le soir 38° à 38°,4; l'amélioration persiste. Les 5, 6, 7, 8 novembre, la température reste stationnaire à 38° environ matin et soir. La malade a faim, n'a plus de diarrhée.

9 novembre. — T. M. 38°,6; S. 39°6; P. 108-116. Le lendemain, la température reste élevée à 39°,2. L'appétit persiste. Langue un peu grise. 2 selles à la suite d'un lavement; accuse des coliques et de la prostration.

13 novembre. — T. M. 38°,6; S. 38°,6; P. 120-108. Langue jaune. 3 ou 4 selles diarrhéiques. Ventre assez ballonné. Petit nombre de taches rosées nouvelles. Respiration nette.

Du 14 au 19 novembre. — Oscillations descendantes. A partir du 16, plus de diarrhée. La rechute bénigne a duré environ 16 jours.

OBSERVATION XVII.

Fièvre continue bénigne. Recrudescence le 21e jour avec symptômes ataxo-adynamiques.

V..., Charles, entré le 4 juin 1878. Se dit malade depuis 14 jours; accuse de la céphalalgie, des vertiges, deux épistaxis. Ne s'est alité que depuis 5 jours. A son entrée, T. S. 39°,4.

6 juin — 16e jour. T. M. 37°,8; S. 39°,4; P. 84. Langue blanche. Quelques taches rosées. Ventre bouffi. Respiration nette. Sulfate de quinine, 0,80 cent.

Du 7 au 10. — Grandes oscillations, 39° le soir, 37°,4, puis 37° le matin.

Le 10 juin. — 20e jour. Le malade mange 2 œufs. Pas de selle. Va bien.

12 juin. — 22e jour. T. M. 38°; S. 39°,8; P. 80-120. Ne se plaint de rien.

13 juin. — 3e jour de la rechute. T. M. 39°,4; S. 40°,5. Vertiges. A eu hier un léger épistaxis. Ventre douloureux.

14 et 15 juin. — La température reste stationnaire vers 40°, malgré l'administration de sulfate de quinine. La langue est blanche. Pas de diarrhée.

16 juin. — 6e jour. T. M. 40°; S. 40°,6. 2 selles diarrhéiques hier. Ventre bouffi. Taches rosées nombreuses. Bronchite généralisée. Sulfate de quinine.

18 juin. — 8e jour. T. M. 40°,6; S. 39°,6 P. 96, petit. A beaucoup saigné du nez hier. Selles involontaires la nuit. Délire; s'est levé. Langue sèche. Ventre bouffi. Bruit vésiculaire obscure. Râles fins dans les bases. Trait : bains n° 5 à 20°.

19 juin. — T. M. 40°; S 40°; P. 112-100. A pris hier 5 bains. Selles involontaires la nuit. Délire. Râles sous-crépitants dans les bases. Cet état persiste jusqu'au 23 juin, 13e jour de la rechute. A ce moment le malade devient calme. La diarrhée diminue et le 15e jour, la température tombe brusquement de 40 degrés la veille au soir à 37°,4. Le même jour on note : langue humide; pas de diarrhée. Peau moite. Râles de bronchite et râles sous-crépitants. Après une lysis de 3 jours, la température reste normale et le malade se rétablit rapidement.

OBSERVATION XVIII.

Forme thoracique. Rechute le 24e jour après 4 jours d'apyrexie. Catharre intestinal chronique. Mort; abcès retro-sternal.

D..., Eugénie, 21 ans, journalière; entrée le 3 novembre 1886. L'affection, qui date de 10 jours, a débuté par une céphalalgie intense. Des frissons avec lassitude. Epistaxis il y a 2 jours. Diarrhée depuis 2 jours.

10e jour. T. S.; 39°,8; P. 92. Langue blanche. Lèvres squameuses. Ventre un peu ballonné, non sensible. Pas de taches rosées. Ronchus généralisés. Râles sous-crépitants à la base gauche. 4 selles diarrhéiques. L'affection évolue normalement et le 21e jour, la température, normale le matin, est à 38° le soir. L'appétit est revenue. Les selles sont moulées. La respiration est nette.

19 novembre. — 24e jour. Après 4 jours d'apyrexie matinale, la courbe remonte en échelons et atteint 40° le 27e jour. 3e jour de la rechute. La diarrhée reparait. L'appétit est perdu. La langue devient blanche. En même temps le pouls dépasse 100 et atteint jusque 140 pendant toute la durée de la rechute qui dure 20 jours.

A partir de ce moment, la courbe thermométrique devient très irrégulière. La température, normale le matin, monte le soir jusqu'à 38 et 39°, présentant de grandes oscillations. La diarrhée a persisté pendant toute cette période, la langue a présenté un état saburral très prononcé. L'appétit enfin était faible. La malade dépérissait journellement.

Elle meurt d'épuisement le 47e jour de la maladie.

Traitement : antifébrine. Extrait thébaïque. Salycilate de bismuth et iodoforme furent employés inutilement.

Autopsie. — Près de la valvule, une vingtaine d'ulcérations détergées sans apparence de bourgeonnement. A côté, on trouve quelques follicules cicatrisés.

La muqueuse du colon est épaissie et recouverte, dans une étendue de 1 mètre environ, d'ulcérations considérables recouvertes par des débris de muqueuse, dysentériformes.

Les poumons sont congestionnés dans les bases. Entre les gros vaisseaux et le sternum, on trouve un abcès de la grosseur d'une noix, situé dans le tissu cellulaire. L'os est intact. Cœur de volume normal ; le tissu est pâle, flasque.

Foie : Un peu pâle, de volume normal. — Rate : Volume normal ; consistance normale.

OBSERVATION XIX.

Fièvre continue à forme thoracique. Rechute le 36e jour sans apyrexie même. Mort le 50e jour.

L..., Léonie, 31 ans, tailleuse. Entrée le 7 novembre 1877. L'affection a débuté il y 2 semaines par du malaise, des frissons. Céphalalgie, vertiges et bourdonnements d'oreilles ; constipation depuis le début. A son entrée, T. S. 39°,4 ; P. 100.

8 novembre. — 20e jour. T. M. 38°,2 ; P. 88. Langue sèche. Ventre bouffi. Quelques taches rosées. Ronchus et sibilances généralisés. Râles fins dans les bases.

10 novembre. — La diarrhée survient. T. M. 39°,5 ; S. 40°,5 ; P. 100. Un peu de délire la nuit.

Du 10 au 15 novembre. — La température oscille entre 39 et 40°,4. La diarrhée persiste, 2 à 4 selles par jour. Délire la nuit. Bronchite généralisée. Oscillations descendantes du 15 au 20 novembre. T. M. 37°,6 ; S. 38°,6. Les symptômes disparaissent progressivement Cependant l'appétit reste faible. Les signes thoraciques persistent toujours.

Le 26 novembre. — 38e jour. La température remonte ; T. M. 40° ; P. 112. La langue redevient sèche ; prostration. Pas de diarrhée.

Pendant 4 jours, oscillations stationnaires 40°. Le pouls dépasse 100 et 120. La diarrhée reparaît avec quelques taches rosées le 4e jour de la rechute (29 novembre). Un peu de délire. Bronchite intense.

1er décembre. — 6e jour. La période d'oscillations descendantes commence. 6 selles diarrhéiques. Douleurs abdominales. Délire la nuit. Râles sous-crépitants dans les bases. Trait. thé au rhum. Extrait de quinquina, 4 gr. Ventouses sèches.

7 et 8 décembre. — La température est hyponormale : 35°,6, et 36°,6. Les extrémités sont fraîches, pas de selles ; la respiration devient laborieuse. La malade meurt dans le collapsus, le 9 décembre, 14e jour de la rechute, 51e jour de l'affection.

Autopsie. — Poumons. Les bases sont congestionnées. Emphysème à la partie antérieure. Cœur gras, de volume normal, renferme des caillots.

Le foie est pâle, la rate légèrement augmentée de volume. L'intestin présente près de la valvule et, sur une étendue de 1m,50, un grand nombre d'ulcérations, les unes à fond gangréneux, d'autres détergées, 3 ou 4 sont déjà cicatrisées; quelques plaques sont simplement hyperplasiées.

OBSERVATION XX.

Fièvre typhoïde à forme thoracique. Durée 21 jours. Après 2 jours d'apyrexie matinale, rechute bénigne. Durée 12 jours. Ascension thermique en échelons. Pouls plus fréquent.

M. Joseph, 26 ans, boulanger, entre le 4 janvier 1887 au 15e jour d'une fièvre typhoïde. Début par de la toux, de la fièvre avec inappétence. A pu travailler jusqu'il y a 2 jours. N'a eu ni vertiges ni bourdonnements d'oreilles. Diarrhée depuis hier. Lassitude et faiblesse générale.

6 janvier. — 17e jour. T. 38°,2 matin et soir; P. 76 72. Bonne constitution; Langue blanche, rouge sur les bords. Intelligence nette Ventre ballonné, non douloureux. Taches rosées nombreuses. 3 selles diarrhéiques hier. Bronchite généralisée sans hypostase.

7 janvier. — 18e jour. T. M. 38°,6; S. 39°,6; P. 72. Langue humide. Pas de selle hier.

8 janvier. — 19e jour. T. M. 39°,6; S. 40°; P. 76-78. Langue humide; une selle provoquée. Intelligence nette. Ronchus et sibilances.

9 janvier. — 20e jour. La température baisse brusquement; 38°,4 le matin; 37° le soir. Les 10 et 11 janvier, apyrexie le matin; 38° le soir. Le malade n'a de selles que par lavements. Demande à manger. On permet un jour deux œufs.

12 janvier. — Rechute: La température remonte en échelons le soir; 38°4-39°; 4° le soir du 3e jour (14 janvier). Le pouls devient plus fréquent, 88 à 96. Cependant le malade se trouve bien, mange des œufs et un peu de viande avec appétit, Digère bien. Pas de selle. Langue peu chargée. Respiration bonne.

15 janvier. — 4e jour. T. M 40°,4; S. 39°,8; P. 88. Ne se plaint de rien. Une selle moulée. Langue humide. A de l'appétit.

17 janvier. — 6e jour. T. M. 39°; S. 39°,4; P. 80-100. Se plaint d'un peu de faiblesse. A peu d'appétit, n'a pas voulu de viande hier. Une selle moulée. Insomnie. Même état le 18. On constate l'apparition de quelques taches rosées.

19 janvier. — 8e jour T. M. 38°6; S. 39°,6; P. 80-96. A mangé un œuf et de la viande hachée avec appétit. Langue peu chargée. Une selle moulée. Respiration nette. A bien dormi la nuit.

20 janvier. — 9e jour. La période des oscillations descendantes commence, et, à partir du 22 janvier, 12e jour, la température est normale le matin. Le malade se lève. Le soir la température marque 38° pendant 4 jours, puis l'apyrexie est définitive et totale. Pendant ce temps le malade continue à se trouver bien ; il mange avec appétit ; n'a pas de diarrhée ; les nuits sont calmes. Le malade sort le 4 février complètement rétabli après un séjour d'un mois à l'hôpital.

ETUDE CLINIQUE

Fréquence. — La fréquence des rechutes est très variable : Murchison l'estime à 3 p. %; Guyard, à 4 p. %; Liebermeister, à Bâle, sur 1,743 fiévreux, 8 p. %; à Zurich, Griesinger, 6 p. %; Jaccoud, 9 p. %; Maclagan, 10 p. %; Baumler, 11 p. %; Bouchard, 20 p. %; Steinthal, 7, 5 p. %, à Leipzig ; Ziemssen, 13 p. %, à Munich. A Nancy, pendant les années 1886-1887 nous avons observé 15 rechutes sur 93 malades traités dans le service de M. le professeur Bernheim.

La proportion des rechutes est donc extrêmement variable suivant les pays, les localités et les épidémies. En 1877, à Leipzig, la fréquence est de 5, 2 p. %, tandis qu'en 1879 elle n'est que de 2, 4 p. %, et en 1880, de 11, 3 p. %. M. Poincaré signale la fréquence des rechutes et des formes prolongées pendant l'épidémie qui sévit à Nancy en 1881-1882 ; Colin, en 1873, Potain, en 1882, insistent également sur ce point.

Causes. — L'âge, le sexe, le tempérament, les saisons ne semblent pas avoir d'influence sur le développement de cette forme de la fièvre typhoïde : aucune constitution n'est à l'abri. La plupart des auteurs, Homolle, Raynaud, Guyard, etc. ne mentionnent aucune étiologie ou signalent des causes diverses, telles que fatigues musculaires, émotions, visites prolongées, le froid, le mal du pays, etc., capables de produire des exacerbations thermiques, des mouvements fébriles passagers, ne rappelant en rien une rechute.

Grisolle, Trousseau, Zimmermann, Meunier, etc. admettent comme cause occasionnelle fréquente les écarts de régime. Les auteurs allemands insistent fréquemment sur ce point. Mais combien de rechutes ont été observées malgré un régime sévère! Combien de complications survenues à la suite d'écarts de régime! Une indigestion, un vomissement peuvent marquer le début, être le premier symptôme d'une rechute, mais une simple faute de diététique ne saurait être une cause déterminante efficace, la vraie cause étant le développement d'une nouvelle quantité de poison typhique que l'organisme convalescent porte encore en lui. Le rôle de l'écart de régime peut être, dans certains cas, celui d'une cause occasionnelle comme le froid au début d'une pneumonie. « Tant que le fonctionnement de l'organisme est normal, dit M. Jaccoud, il est pour les microbes un milieu hostile qui en prévient les effets nuisibles: mais vienne une perturbation qui altère le fonctionnement physiologique, le milieu hostile devient un milieu favorable, et l'organisme troublé est livré sans résistance efficace à l'activité de ses propres microbes. »

Au congrès de médecine de Wiesbaden (1887), Frænkel pensait qu'à la suite d'un écart de régime la résistance des surfaces cicatrisées se trouvait diminuée par le fait d'irritations purement mécaniques et que les bacilles se trouvant encore dans l'intestin pouvaient pénétrer plus facilement dans l'organisme et donner lieu à une nouvelle évolution.

Le traitement par les bains froids, préconisé actuellement par l'école de Lyon, a-t-il une influence sur la production de la rechute? Liebermeister a eu 9 rechutes sur 100 cas après le traitement par les bains et 12, 5 p. °/₀ par le traitement ancien: M. Jaccoud n'admet pas cette assertion. Merckel et Vogl, à Munich; Tripier et Bouveret, de Lyon; Gueneau de Mussy pensent que les bains froids augmentent la proportion des rechutes, et ils expliquent cette plus grande fréquence par ce fait que la réfrigération fait subir un arrêt à l'évolution naturelle du processus morbide.

Nous n'avons pas d'expérience personnelle sur ce mode de traitement : néanmoins nous croyons, avec M. Bernheim, que l'action des bains froids ou des antipyrétiques est nulle, car la plupart de nos malades ne sont soumis à aucun traitement de ce genre, à moins qu'une température trop élevée, longtemps maintenue, ne commande une intervention énergique et prompte, et cependant nous avons observé une forte proportion de rechutes.

En résumé, nos connaissances étiologiques sont vagues, incertaines; le plus souvent la rechute débute insidieusement ; une cause plus puissante, inhérente à l'affection, nous semble nécessaire pour la provoquer.

Anatomie pathologique. — Quelles sont les lésions que l'on rencontre à l'autopsie des sujets morts dans le cours d'une rechute ? Question encore controversée malgré les cas assez nombreux publiés jusqu'ici.

La plupart des auteurs admettent qu'à côté de lésions anciennes, ulcérations détergées ou déjà cicatrisées, existent des altérations plus récentes. Thierfelder constata des plaques avec infiltration récente à côté de plaques présentant des altérations anciennes. Murchison dit : « On trouve la lésion intestinale récente de la rechute coexistant avec des ulcérations en voie de cicatrisation de la première atteinte, mais, comme les glandes qui avaient d'abord échappé au mal sont seules atteintes, les lésions de la rechute sont moins étendues et plus éloignées de la valvule iléo-cæcale. » Griesinger « observa à côté d'ulcérations existantes ou en voie de cicatrisation, ou guéries, une infiltration glandulaire récente, tantôt étendue, tantôt limitée. » Grisolle signale également deux ordres de lésions : les faits de Stewart, Michel, Wunderlich, Peacock, Serres, Bucquoy, Homolle, Meunier dénotent ainsi l'existence d'un double processus anatomique.

Raynaud cite un cas de deux rechutes avec autopsie où on trouva trois sortes de lésions : des plaques tuméfiées récentes, des plaques cicatrisées et enfin des lésions intermédiaires : au milieu d'une plaque en voie de cicatrisation on constata une ulcération récente.

Mais cette reproduction des lésions intestinales est-elle constante, et la première lésion ne joue-t-elle pas un rôle dans la rechute? Continue-t-elle sa marche régressive ou prend-t-elle une nouvelle activité, capable d'expliquer l'apparition des nouveaux symptômes, ou subit-elle seulement un retard dans son évolution?

Trousseau pensait que, « quoique l'appareil symptomatique soit très complet, quoique l'éruption cutanée se reproduise, la lésion caractéristique de l'intestin ne se renouvelle pas. » Loué admet la possibilité de deux ordres de lésions, ou seulement l'existence de lésions anciennes dont la cicatrisation a été retardée. Telle est aussi l'opinion de Guyard.

Cornil, en 1872, soutint que la rechute correspond à une inflammation catarrhale du gros intestin: cette idée fut combattue par Potain.

Steinthal rapporte trois autopsies dans lesquelles il trouva, à côté d'ulcérations détergées, des follicules tuméfiés et quelques plaques gonflées: dans un autre cas, après une première poussée légère on ne trouva aucune lésion capable d'expliquer les symptômes observés pendant la rechute.

Cette absence de sympômes anatomiques est également signalée par Griesinger, Grisolle, Bouchard, etc. Il en est donc de la rechute comme de la fièvre typhoïde ordinaire. L'étendue et le degré des symptômes anatomiques sont très variables et l'on peut rencontrer tous les degrés entre un envahissement très étendu des plaques de Peyer ou des follicules clos et des lésions limitées à quelques plaques; d'autres fois enfin, les lésions sont nulles. Andral cite un cas d'ulcération unique; Rilliet et Barhez, Bouchard, etc. signalent des faits où l'autopsie resta muette dans des cas où le diagnostic était certain. Les lésions intestinales de la rechute peuvent manquer de même ou être très légers.

Devic (Lyon, 1886) relate trois autopsies de rechutes dans lesquelles il ne constata qu'une sorte de lésions, et il en conclut, avec M. Tripier, qu'au moment de la rechute, il ne se fait pas dans l'intestin de poussée nouvelle.

Willaume (Nancy, 1887) rapporte un cas où on trouva près de la valvule de nombreuses ulcérations en voie de cicatrisation à côté de plaques et de follicules clos tuméfiés.

Nous avons pu recueillir quatre observations avec autopsie dans le service de notre maître : une autre nous a été communiquée par notre collègue et ami, M. de Langenhagen, interne de M. le professeur Spillmann. Dans ces cinq cas (obs. V, IX, XII, XVIII, XIX), à côté de plaques cicatrisées, nous avons trouvé des groupes de follicules et de plaques tuméfiées ou en voie d'ulcération.

De l'analyse de tous ces faits il résulte que le plus souvent les lésions intestinales se reproduisent dans la rechute ; dans certains cas elles peuvent faire défaut et l'on ne constate qu'un retard dans l'évolution des lésions premières.

Les lésions intestinales de la rechute passent par les mêmes phases et évoluent de la même manière que les plaques de la première atteinte. Rien dans leur structure et leur aspect ne les différencie des lésions ordinaires de la dothiénentérie, le degré moins avancé de leur évolution permet seul de déterminer leur origine secondaire. La durée de la rechute, moindre que la durée de la première atteinte autorise à penser que l'évolution de ces lésions est différente. Dans certains cas, leur évolution progressive peut s'arrêter et ne pas aboutir à l'ulcération : c'est ce que l'on constate dans certaines fièvres dites abortives, et la rechute se termine souvent en fébricule. Cette évolution, fréquente dans la rechute, n'a donc rien de spécial à cette forme de la dothiénentérie.

C'est dans leur disposition générale, dans leur siège, que les lésions de la rechute présentent quelquefois des caractères spéciaux : elles sont généralement moins étendues que les lésions de la première évolution ; elles sont moins intenses ; elles siègent dans l'iléon au-dessus des plaques atteintes dans la première poussée. Le plus grand nombre des plaques de Peyer ayant été primitivement atteint, le poison typhique se porte sur les follicules clos ; quelquefois même la localisation du processus typhique se fait dans le gros intestin. Bucquoy a rencontré des ulcérations dans le cœcum, le colon, et même au niveau du rectum : Malmster et Willis rapportent un fait semblable.

Les autres lésions observées ne présentent rien de spécial : les ganglions mésentériques sont le plus souvent engorgés ; la rate, quelquefois normale, est le plus souvent diffluente et hypertrophiée : dans notre observation 1, elle pesait 600 grammes. Le foie est tantôt pâle, tantôt congestionné ; les reins normaux, dans certains cas, peuvent être congestionnés : le cœur est souvent dégénéré. Dans les cinq cas que nous rapportons le tissu était pâle, un peu jaunâtre, de consistance faible, flasque ; les poumons sont presque toujours congestionnés.

Symptomatologie générale. — Ordinairement la fièvre typhoïde suivie de rechute évolue de la façon suivante :

Un sujet est atteint d'une fièvre continue pouvant affecter une forme quelconque. Après une durée variable, la température baisse graduellement et la convalescence paraît s'établir : le malade mange, la diarrhée a disparu, les symptômes thoraciques se sont amendés, quelquefois même le malade se lève ; tout, en un mot, fait croire à un rétablissement complet. Tout à coup, après une période de convalescence de 2 à 30 jours, le plus habituellement du 4e au 8e jour, la température se relève brusquement ou progressivement en 3 ou 4 jours et atteint 39° et 40°. Cette élévation brusque paraît survenir quelquefois à la suite d'une émotion, d'une fatigue ou d'un écart de régime ; d'autres fois, on ne peut invoquer aucune cause. Bientôt apparaissent de la lassitude, de la prostration avec céphalalgie ; le sommeil est troublé, la langue devient blanche et sèche, l'appétit se perd ; les symptômes abdominaux surviennent : météorisme, gargouillement avec selles diarrhéiques ; une nouvelle éruption de taches rosées se montre en même temps que des symptômes thoraciques : on voit réapparaître la plupart des symptômes primitivement observés, mais sous une forme en général atténuée et dans une période plus courte.

D'après ce tableau rapide, une fièvre typhoïde suivie de rechute présente à étudier : une première phase ; une période intercalaire, la rechute.

Première phase. — Rien dans cette première évolution ne permet de prévoir une rechute : la marche est ordinairement régulière, la courbe thermométrique est normale : Wunderlich pense que, quand on constate des irrégularités dans le courant du deuxième septénaire, il faut craindre une rechute. Rien dans nos observations ne justifie cette assertion. La défervescence se fait habituellement par une lysis assez régulière, d'autres fois, par une défervescence brusque. Le pouls est relativement lent comme dans la plupart des cas de fièvre typhoïde.

La prédominance de certains symptômes peut-elle faire craindre une rechute ? Guyard croit que dans la majorité des cas, la rechute survient à la suite de fièvres à tendance adynamique. Maclagan dit que la rechute s'observe surtout quand une diarrhée, légère à la première phase, a fait place pendant la période intercalaire à de la constipation. Tuckwell, Murchison, et la plupart des auteurs n'admettent pas cette relation. Dans nos observations XII, XVI, XXI, la diarrhée était abondante, dans presque tous les autres cas elle était d'intensité moyenne.

Signalons aussi la possibilité d'accidents : dans notre obs. IV, il y eut une hémorrhagie intestinale ; dans l'obs. VIII, il y eut 4 hémorrhagies successives pendant la première évolution.

La durée de la première poussée est variable. Michel, Guyard, Hutinel, Jaccoud, Devic donnent, comme moyenne, de 20 à 25 jours : elle peut être de 35 jours (Jaccoud) ; dans notre obs. VII, elle est de 45 jours ; par contre, cette durée peut être inférieure à 15 jours et la rechute succéder à une fièvre abortive comme M. Bernheim en a publié quatre cas. Dans nos observations, la durée de la première évolution fut, une fois, de 10 jours (obs. VI) ; 1 fois de 14 jours (obs. XIV) ; de 16 jours (obs. III) ; 17 jours (obs. II) ; 18 jours (obs. XVII) ; 20 jours (obs. IV) ; 21 jours (obs. XVIII, XX, XXVI) ; 22 jours (obs. XI, XII, XIII, XXVII) ; 23 jours (obs. XVI) ; 25 jours (obs. X) ; 26 jours (obs. XXIII) ; 30 jours (obs. XXIV) ; 31 jours (obs. I).

La gravité de cette première atteinte est en général faible : elle est grande dans un petit nombre de cas, moyenne dans quelques-uns.

En résumé, la rechute peut succéder à toutes les formes d'une première évolution, et il est impossible de prévoir l'apparition d'une nouvelle poussée.

Période intercalaire. — Pendant cette période, le malade est en convalescence : la fièvre est en décroissance, les symptômes ont graduellement disparu, les diverses fonctions reviennent à l'état physiologique. Certains auteurs pensent que ce n'est là qu'une convalescence fausse à laquelle ils assignent des caractères trop vagues pour qu'il soit possible de la différencier de la convalescence vraie.

Quelle est la marche des symptômes à cette période de la maladie : en existe-t-il qui puissent faire prévoir la rechute ? La marche de la température est-elle régulière, c'est-à-dire toutes les températures du soir sont-elles égales entre elles et un peu supérieures à celles du matin, comme cela a lieu à l'état normal ? La température peut être irrégulière : comme dans toute convalescence de maladie longue et grave, on peut observer des ascensions thermométriques momentanées survenant sous les influences les plus diverses et les causes les plus minimes ; d'autre part, les complications nombreuses que l'on peut observer à cette période peuvent entretenir un mouvement fébrile. M. Devic, s'appuyant sur l'existence ou l'absence d'une période apyrétique et d'une température régulière et normale, établit cinq types dans lesquels il fait entrer toutes les courbes de la période intercalaire :

I. — Il y a apyrexie absolue pendant toute la durée de la période intercalaire avec températures régulières et normales (obs II et X).

II. et III. — Apyrexie absolue avec températures irrégulières et anormales (obs VI, VII, XI, XII, XXIII).

IV et V. — Il n'y a pas d'apyrexie absolue, quelques températures vespérales sont supérieures à 38° et irrégulières : dans le cinquième type la température est régulière, l'apyrexie n'étant pas absolue.

Ces deux derniers types correspondent aux cas les plus fréquents, car, le plus souvent, la température est irrégulière, qu'il existe soit des complications, soit un mouvement fébrile passager. Les tracés sont donc extrêmement variables, et l'on ne peut trouver, dans la marche de la température, aucun signe précurseur d'une rechute. Wunderlich pense que, « dans les cas graves, on peut considérer comme suspectes toutes les irrégularités qui se produisent dans le courant du deuxième septénaire, tous les ralentissements passagers et sans causes ; alors le cours ultérieur affecte aussi une marche irrégulière dans la plupart des cas : les rechutes, complications, etc. sont ordinaires » ; et ailleurs il ajoute : « Il faut redouter les récidives lorsqu'il existe des élévations de la température du soir. » Ces variétés s'observent mais ne sont pas habituelles et ne sauraient être un signe prémonitoire.

Certains auteurs pensent avoir trouvé dans les urines des caractères permettant de reconnaître la fausse convalescence. D'après M. Robin, au moment de la convalescence, il se produirait une polyurie abondante et une élimination plus considérable de matériaux solides ; ces phénomènes n'apparaîtraient pas dans la période intercalaire : pas de polyurie ; les urines sont acides et renferment de l'albumine, pendant toute la durée de cette période. Charvot (Strasbourg) avait déjà signalé ces caractères et montré qu'ils n'étaient pas constants. Chauffard signale deux cas dans lesquels la polyurie ne survint qu'au moment de la convalescence vraie ; la rechute n'est pas à craindre lorsque survient une diurèse abondante. Damaschino, au contraire, constata une diurèse abondante chez un malade qui eut deux rechutes : Bouchard signale des faits de ce genre ; dans trois cas de Meunier, les urines étaient limpides et abondantes et il y eut rechute. La persistance de l'albumine n'est pas non plus constante ; Bouchard a noté son absence ; dans nos Obs. XVII et XXX, on ne trouva pas d'albumine au moment de la fausse convalescence.

Dans notre Obs. XXX, l'analyse faite régulièrement par notre ami regretté Chatelain nous donna les résultats suivants : pendant la première évolution, urines acides, renfermant de l'albumine; polyurie au moment de la défervescence, urines alcalines sans albumine; elles restèrent alcalines et l'albumine reparut pendant la première rechute; au moment de la deuxième convalescence diurèse abondante, urines acides sans albumine ; deuxième rechute pendant laquelle les urines sont alcalines et renferment de l'albumine pendant toute la durée de cette période.

D'autres signes que l'on a voulu utiliser pour différencier la convalescence vraie de la période intercalaire sont aussi incertains : Gerhardt et Henoch ont noté la persistance de la tuméfaction de la rate. M. Chauffard croit que, chez des malades présentant des abcès critiques, la rechute n'est pas à craindre; Griesinger, Serres, Laboulbène citent chacun un cas de ce genre suivi de rechute ; dans notre obs. XXIV, il y eut rechute malgré la présence d'abcès. La constipation qui survient pendant la convalescence n'est pas spéciale à la fausse convalescence; elle n'est, du reste, pas constante, et le plus souvent les selles moulées sont régulières.

La durée de la période intercalaire varie de 1 à 31 jours d'après Michel ; de 8 à 30 jours (Jaccoud) ; 8 à 10 jours (Guyard) ; 3 à 25 (Marchison) ; 2 à 30 (Stewart) ; 1 à 16 (Devic). Dans nos observations, cette durée a été : 1 fois de 25 jours; 1 fois de 16 jours ; 1 fois de 13 jours ; 2 fois de 8 jours ; 2 fois de 7 jours ; 3 fois de 6 jours ; 1 fois de 5 jours ; 1 fois de 4 jours ; 3 fois de 3 jours ; 2 fois de 2 jours ; 4 fois de 1 jour.

En résumé, la durée varie entre 11 et 31 jours; le plus habituellement elle est de 4 à 8 jours, c'est-à-dire moins longue que la période d'incubation de la fièvre typhoïde.

Rechute. — Le début peut être brusque : le malade que l'on croyait convalescent accuse subitement un frisson : ou bien les premiers symptômes observés sont des troubles digestifs, des vomissements, de la diarrhée, et l'on attribue à un écart de régime la rechute dont le vomissement n'était que la première manifestation. Ou bien le début est lent ; le malade languit, il n'accuse aucun symptôme, et, si on prend la température, on constate qu'il a de la fièvre : quelquefois les symptômes n'apparaissent que quand le maximum thermique est atteint : la langue devient blanche, le météorisme, la diarrhée surviennent ; on constate une nouvelle éruption de taches rosées : on peut enfin observer des symptômes pulmonaires et nerveux.

La *température* présenterait, d'après Wunderlich, la marche typique la plus parfaite de la fièvre typhoïde rapide. On retrouve dans la rechute les trois périodes ordinaires de la courbe thermométrique.

L'ascension peut être brusque : de 37° la température atteint 39° et 40° d'un seul trait (Guyard et Hutinel). Ce mode est rare : nous l'avons observé dans un cas (obs. XII) où la température atteignit 39°8 en 12 heures.

Le mode d'ascension le plus habituel est l'ascension en échelons (*staffellförmig*, des Allemands) ; dans ces cas, après 2 ou 3 zigzags, le maximum est atteint. C'est le type que nous avons rencontré le plus souvent (obs. I, IV, VI, VII, VIII, XII, XIV, XV, XVII, XX, XXIII, XXIV, XXV, XXVII), c'est-à-dire dans 14 cas. Jaccoud considère ce caractère thermique comme le signe le plus important dans le diagnostic de la rechute, et Steinthal pense que, si au bout de 3 jours la température de 40° est atteinte, on a presque sûrement une rechute.

Dans d'autres cas, le maximum n'est atteint qu'après une période d'oscillations ascendantes de 5 à 10 jours (obs. X, XVI, XVIII). Hutinel parle d'une forme spéciale affectant les allures d'accès intermittents : nous n'avons rien rencontré de semblable. Nous avons observé une marche déjà signalée par Guyard, dans laquelle la température monte en ligne droite, s'élevant du matin au soir et du soir au matin sans rémission : dans l'obs. XI, le thermomètre marqua successivement, le matin, 37°4 ; le soir 38° et 39°4 le matin du 2e jour ; de même dans l'obs. XIII, où l'on nota les températures suivantes : 37°2 ; 38°2 ; 39° ; 39°6. La deuxième rechute de l'obs. XXX nous offre également cette ascension.

Pendant la période d'état dont la durée varie de 1 à 12 jours, la température affecte le type continu comme dans la première poussée. Tantôt les oscillations sont faibles : la marche est régulière ; ou bien la température est très irrégulière et il y a de grandes oscillations (obs. V, VI, VIII, XI, XII, XIII, XV, XVI, XXIV, XXVIII).

Dans l'obs. III, aux oscillations ascendantes succédèrent les oscillations descendantes ; la rechute fut bénigne et de courte durée.

La période de déclin caractérisée par des oscillations descendantes a une durée très variable : la défervescence est rarement brusque (obs. XI) ; le plus souvent elle a une durée de 3 à 12 jours.

Telle est la marche de la température dans les formes régulières de la rechute ; mais il est fréquent de rencontrer des tracés irréguliers présentant de grandes variations. Quelquefois la température baisse brusquement pour remonter le lendemain à un degré supérieur, et ce fait peut se répéter plusieurs fois : cependant, dans ces cas, la période d'ascension est en général régulière et affecte la forme commune.

Hutinel appelle rechute à grandes oscillations un type caractérisé par « une élévation brusque de la température pendant la fausse convalescence ; puis, par de grandes oscillations, la température met 8, 10 et 12 jours à revenir à la normale : la période de défervescence semble seule se reproduire dans ces rechutes. » Notre obs. XIV présente de grandes oscillations : pendant toute la durée de la rechute, l'écart minimum entre la température du matin et celle du soir a été de 1°4, et l'écart maximum de 3° : mais dans ce cas, la période d'ascension dura 5 jours.

Le *pouls*, contrairement à ce qui a lieu dans la première évolution, présente le plus souvent un tracé analogue à celui de la température : au début, les battements augmentent de fréquence et la courbe reste relativement plus élevée pendant toute la durée de la rechute. Michel, en 1859, signale cette accélération ; les autres auteurs ne parlent que de dicrotisme, petitesse du pouls etc. M. Parisot (Nancy, 1884) insiste sur cette fréquence qu'il a observée dans quatre cas : « A gravité égale, dit-il, le pouls est plus fréquent dans la rechute que dans la première évolution typhoïde. »

Dans la plupart de nos observations nous avons noté cette plus grande fréquence : tandis que, pendant la première évolution, le pouls oscillait entre 80 et 100 pulsations, dans la rechute on en comptait de 100 à 120 et plus (obs. I, IV, VI, VII, VIII, X, XI, XII, XIII, XV, XVI, XVII, XIX, XX, XXI, XXIII, XXIV, XXVII, XXX). Doit-on attribuer cette accélération à la dégénérescence du cœur ou à l'anémie du sujet, ou bien est-elle due à l'atténuation du poison typhique qui, ayant perdu de sa violence, n'a plus une action ralentissante aussi énergique que dans la première évolution ? Dès lors, comme dans toute affection fébrile, le pouls s'accélère à mesure que la température monte.

La *diarrhée* est rarement considérable ; elle peut manquer dans certains cas (obs. VI, VIII, XV, XX, XXX) ; elle fut abondante dans deux cas (obs. XVII, XIX) ; elle fut faible dans les autres cas. Le météorisme, gargouillement et douleur dans la fosse iliaque peuvent réapparaître, mais ces symptômes sont peu intenses. Dans un cas (obs XII), la malade succomba par hémorrhagie intestinale. MM. Tripier et Hutinel citent des faits semblables.

Les *taches rosées* apparaissent de bonne heure : on peut les observer dès le premier jour, d'après Michel, le 3e d'après Guyard : en général, l'éruption se montre le 4e ou le 5e jour ; dans certains cas elle est plus tardive. Dans un cas rapporté par Neubauer, une éruption se produisit pendant la convalescence et le malade eut consécutivement une rechute. L'abondance des taches rosées est variable : généralement plus faible que pendant la première évolution, elle peut se montrer plus intense ou même apparaître alors qu'elles ont manqué la première fois.

Nous les avons observées 15 fois dans les deux évolutions, 7 fois dans la première seulement (obs. III, VII, XIV, XXI, XXIII,

XXIV, XXVI) : elles manquèrent absolument dans les observations XVIII, XXV, XXVII.

Les *symptômes thoraciques* manquent le plus souvent ou bien sont très atténués. Dans l'obs. XI, ils furent graves, et le diagnostic resta longtemps incertain, des crachats hémoptoïques ayant fait craindre une tuberculose pulmonaire. Nous avons noté une bronchite intense avec broncho-pneumonie dans l'obs. XVIII : la malade succomba à un catarrhe intestinal. L'obs. XVII nous offre une forme thoracique grave.

Les *symptômes cérébraux* sont peu accusés ; la céphalalgie est peu intense, le délire calme ; plus rarement il y a de l'agitation, du délire bruyant, des soubresauts de tendons, carphologie, etc. Nous avons observé un délire léger dans quelques cas (obs. X, XII, XVII). L'adynamie est peu prononcée, la stupeur exceptionnelle.

Les *urines* n'ont pas de caractères constants ; en général, leur quantité diminue, les matériaux solides sont moins abondants, l'indican augmente (Robin). On peut y rencontrer de l'albumine. Dans notre obs. XXX, les urines étaient alcalines et contenaient de l'albumine.

En résumé, dans la rechute, on observe les mêmes symptômes que dans une fièvre typhoïde ordinaire : le plus souvent, ces symptômes sont moins accusés, moins intenses, et la rechute n'est qu'une fièvre typhoïde atténuée. Si les symptômes sont peu accusés et si la fièvre évolue rapidement, on a une forme abortive ; enfin, dans certains cas, la rechute peut être grave.

D'après Jaccoud, quand il y a une sécrétion cutanée abondante, des sueurs profuses (forme sudorale), les symptômes abdominaux seraient très légers. Dans l'obs. IV, il y eut une diarrhée très abondante malgré des sueurs profuses.

Durée. — La durée de la rechute est presque toujours inférieure à celle de la première atteinte. Michel l'évalue à 16 jours en moyenne, Raynaud, de 14 à 16, Guyard, 9 à 10, Jaccoud, 7 à 28. Dans nos observations, la durée la plus longue a été de

23 jours (obs. XXVIII), la plus courte de 6 jours (obs. XXVII), le plus habituellement de 9 à 15 jours.

Existe-t-il un rapport entre la forme des deux phases de la maladie ? La plupart des auteurs admettent que la rechute présente la même physionomie clinique que la première évolution avec des symptômes moins accentués. Les faits de Michel, Barbrau, Stewart, Jenner, Trousseau, Thierfelden, Guyard confirment cette assertion. Dans certaines observations, nous avons constaté cette analogie de forme (obs. III, IV, VI, VII, VIII, XII, XVI). Dans la plupart, la rechute fut très légère ; dans 5 cas, la rechute fut plus grave que la première (obs. XI, XII, XVII, XVIII, XIX).

Rechutes retardées. — Nous avons vu que la durée de la période intercalaire était de 1 à 30 jours. Quelques auteurs rejettent cette dernière limite qu'ils trouvent trop éloignée, et assignent un délai de 15 jours à la production de la rechute. Cependant, après six semaines ou deux mois de convalescence, s'il survient une nouvelle fièvre typhoïde, a-t-on affaire à une rechute ou bien à une récidive ? Citons les deux faits suivants :

OBSERVATION XXI

Fièvre typhoïde à forme abdominale. Durée 24 jours. Rechute après 2 mois environ. Durée 14 jours.

Weill, Henriette, 21 ans, entrée le 23 juin 1886 pour des accidents hystériques (hémiplégie avec anesthésie complète à droite. Crises répétées, etc., etc). Guérie par suggestion ; elle contracte au service une fièvre typhoïde. Le 18 septembre, on s'aperçut qu'elle avait de la fièvre.

14 septembre. — T. M. 39° ; S. 40° ; P. 120°. Se plaint de céphalalgie depuis plusieurs jours et de douleurs dans les membres. Constipation depuis 6 jours ; hier a eu 3 selles diarrhéiques. Inappétence depuis 8 jours. Pas de taches rosées.

16 septembre. — 9e jour environ. T. 39°,6 matin et soir. P. 120°. Subdélire la nuit et le soir. 3 selles diarrhéiques. Langue humide, un peu blanchâtre. Les jours suivants la diarrhée devient plus abondante ; 6 à 8 selles. Lavement laudanisé. La température oscille entre 39 et 40° jusqu'au 25 septembre, 18e jour. Toujours un peu agitée. 2 à 3 selles par jour. Quelques râles fins dans les bases. Du

25 au 30 septembre, période des oscillations descendantes assez régulière ; l'affection a évolué normalement en 23 jours environ. Sort le 15 octobre.

Rentre le 19 novembre. — Depuis sa sortie de l'hôpital, le 15 octobre, elle aurait eu un peu de céphalalgie, et, par intervalles de la diarrhée ; a pu reprendre son travail. Depuis 8 jours, a des bourdonnements d'oreilles ; des vertiges ; de l'insomnie, de la fièvre.

20 novembre. — 9e jour environ. T. M. 39° ; S. 39°,8 ; P. 144-136. Langue blanche au milieu, rouge sur les bords ; lèvres squameuses. Ventre souple, douloureux. Taches rosées ; 6 selles diarrhéiques.

22 novembre. — 11e jour. T. M. 38° ; S. 39°8 ; P. 128-136. Langue blanche, 6 selles diarrhéiques. Un peu de céphalalgie.

23 novembre. — T. M. 38° ; S. 38°,6. Le lendemain, la température est normale et la malade va bien.

Après 3 jours d'apyrexie, il se produit, pendant une période de dix jours, de grandes oscillations (36 à 37° le matin ; 38 à 39° le soir) que l'on attribue à un catarrhe intestinal, la malade ayant une diarrhée abondante.

OBSERVATION XXII

Rechute après deux mois.

Gœtz (Charles), entre le 16 décembre 1877. A eu dans le courant de septembre une fièvre continue légère qui le tint alité pendant 15 jours. Il était parfaitement rétabli, quand le 1er décembre il fut pris de céphalalgie, vertiges, bourdonnements d'oreilles et épistaxis. A gardé le lit depuis.

17 décembre. — 17e jour. Face rouge, vultueuse. Langue poisseuse. Ventre tendu ; présente quelques taches rosées. T. M. 39°,4 ; S. 40°,6. 2 selles diarrhéiques teintes de sang. Délire la nuit. Traitement : glace ; extrait thébaïque, 0g,05.

18 décembre. — T. M. 39° ; S. 40°,8 ; P. 104. Une selle non sanguinolente. Bronchite généralisée. Râles sous-crépitants dans les deux bases.

20 décembre. — T. M. 39° ; S. 39°,4. 3 selles diarrhéiques ; mêmes signes thoraciques.

23 décembre. — 23e jour. La température est normale, les selles moulées, et le malade commence à manger. Les signes thoraciques persistent. La température oscille encore entre 37 le matin et 39 le soir, sans que le malade accuse le moindre symptôme. L'appétit est bon. Les selles sont moulées et régulières.

Ainsi, dans le premier cas, après une fièvre typhoïde qui a évolué normalement, la malade est convalescente ; depuis le 1er octobre jusqu'au 12 novembre environ, c'est-à-dire pendant quarante-trois jours, elle accuse, de temps en temps, un peu de céphalalgie et de diarrhée; elle faisait, néanmoins, un service peu pénible, lorsque apparaissent les symptômes d'une nouvelle fièvre typhoïde. Ne peut-on pas admettre, dans ce cas, que les microbes n'ont pas tous été éliminées au moment de la première phase? Un certain nombre ont été localisés dans un organe quelconque; ces microbes sont restés silencieux, en quelque sorte latents, pendant six à sept semaines et subitement, sous l'influence d'une cause qui nous échappe, ils sont sortis de leur torpeur, se sont réveillés et, en repullulant, ont provoqué une nouvelle évolution de la maladie.

La pathologie nous offre de nombreux exemples de maladies infectieuses évoluant ainsi, en plusieurs temps et à intervalles très éloignés : l'ostéomyélite, l'érysipèle, le rhumatisme, la syphilis, etc.

Au congrès de Wiesbaden (avril 1887), Seitz affirmait qu'on ne pouvait plus constater la présence du bacille typhique après la 5e semaine. Frænkel et Simmonds prétendent l'avoir trouvé encore après la cicatrisation des ulcères intestinaux. Frænkel rapporta le fait suivant : un boulanger, atteint de fièvre typhoïde, entre en convalescence au bout de six semaines. Survient une rechute au 6e jour de laquelle le malade présente les symptômes d'une perforation : guérison. 4 mois après le début, 2e rechute; nouvelle amélioration. On constata à ce moment, après 4 mois et demi de maladie, une tumeur abdominale; une ponction donna du pus dans lequel on trouva le bacille typhique, comme le démontrèrent les cultures.

Quincke, de Kiel, fit remarquer, à ce propos, que les convalescents peuvent devenir une source d'infection pour leur entourage, car leurs selles contiennent des bacilles.

Ainsi, le bacille typhique peut vivre dans l'organisme plus longtemps qu'on ne le pensait jusqu'ici : c'est là un caractère commun à beaucoup de microbes pathogènes : « On peut, dit M. Verneuil, avec les apparences de la santé la plus florissante, recéler en soi, pendant un temps indéterminé et sans paraître le moins du monde incommodé, le principe de certaines maladies virulentes comme la syphilis et la tuberculose, contagieuses comme l'érysipèle et la septicémie, etc. »

Les faits de ce genre, se rapportant à la fièvre typhoïde, sont trop peu nombreux pour permettre de conclure certainement; mais l'intervalle relativement restreint qui sépare les deux phases de l'affection, la plus grande fréquence des rechutes, l'analogie de l'évolution typhique avec d'autres maladies infectieuses, nous font admettre l'existence d'une rechute plutôt que celle d'une récidive.

Rechutes sans symptômes. — Les rechutes, dans la fièvre typhoïde, sont souvent légères : « Elles peuvent, dit M. Potain, se reproduire 3 ou 4 fois : elles sont de plus en plus courtes, et il doit en être ainsi, étant admise la nature parasitaire de la fièvre typhoïde, une première atteinte équivalant à une première vaccination et mettant à l'abri d'une seconde attaque qui, si elle survient, devra être atténuée. » Nos observations III, VI, VII, X, XIII, XX, sont des exemples de rechutes très bénignes.

Dans les suivantes, on ne nota que de légers symptômes (obs. XXIII), ou aucun symptôme : pendant la convalescence, le thermomètre monta graduellement, la courbe reproduisit celle d'une rechute, et aucun symptôme n'apparut pendant le cours de cette évolution fébrile.

OBSERVATION XXIII.

Fièvre typhoïde. Forme sudorale sans symptômes abdominaux. Le 31e jour après 6 jours d'apyrexie, rechute légère qui dure 11 jours.

H..., Marie, 18 ans, domestique, entre le 16 juin, le 6e jour d'une fièvre typhoïde. Début par de la céphalalgie, lassitude, inappétence, vertiges et bourdonnements d'oreilles. Pas de diarrhée.

17 juin. — 7e jour. T. M. 39°,8 ; S. 41° ; P. 100. Abattement sans stupeur. Langue blanche. Ventre sensible ; souple ; pas de douleur ni de gonflement. Quelques taches rosées. Peau sudorale et couverte de sudamina. Respiration nette.

18 juin. — 8e jour. T. M. 39°,4 ; S. 40°,6 ; P. 100. Pas de selles. Délire la nuit, se lève, s'agite. Peau sudorale. Respiration nette.

Oscillations stationnaires jusqu'au *22 juin*. 12e jour. Pendant ce temps, la malade est agitée la nuit, n'a qu'une selle semi-diarrhéique ; quelques sibilances.

23 juin. — 13e jour. Tendance à la défervescence. T. M. 38°,8 ; S. 41°. Langue blanche, humide, pas de selle.

Température irrégulière du *25 juin* (15e jour), au *5 juillet* (25e jour) : pendant ce temps la malade ne présente aucun symptôme notoire. La langue est un peu blanche. Une selle tous les deux jours environ. Anorexie complète.

La convalescence commence le 26e jour ; la malade va bien, mange et commence à se lever, lorsque le 34e jour, après 6 jours d'apyrexie complète, la fièvre remonte en échelons et atteint 40° le soir du 27e jour, 3e jour de la rechute.

16 juillet. — 3e jour. Pouls accéléré. Légère céphalalgie frontale ; l'appétit est diminué, mais non perdu ; mange un peu de viande. Langue blanche. Ventre souple. Pas de selle aujourd'hui ; a eu hier deux petites selles diarrhéiques. Pouls variant entre 100 et 120.

17 juillet. — 4e jour. T. M. 37°,4 ; S. 40° ; P. 120-100. A eu hier de légers frissons. Légère céphalalgie. Langue un peu chargée Pas de selles depuis 2 jours.

19 juillet. — 6e jour. T. M. 37°,4 ; S. 39°,8 ; P. 84-120 Une selle hier. Langue humide. Demande à manger.

Du 20 au 22, la température baisse et devient normale le 24 juillet, c'est-à-dire le 11e jour de la rechute.

Ainsi, rechute très légère ayant duré 11 jours avec ascension en échelons, et descente en terrasse ; les seuls symptômes observés ont été un peu de céphalalgie, de l'inappétence et une selle diarrhéique. Le pouls a été plus fréquent que pendant la première période fébrile

OBSERVATION XXIV.

Fièvre typhoïde grave, à forme adynamique. Eschares et abcès. Après 4 ou 5 jours d'apyrexie, rechute avec ascension en échelons sans symptôme, qui dura 21 jours.

H. Louis, 26 ans, commis, entre le 20 décembre 1882, au 16e jour d'une fièvre typhoïde, qui a débuté par de la céphalalgie. Fièvre. Inappétence. Est alité depuis 10 jours.

20 décembre. — 10e jour. T. M. 39°,8 ; S. 40°,4 ; P. 100. Langue sèche ; taches très nombreuses. Ventre tendu, sensible à la pression. Trois selles diarrhéiques. Respiration rude. Râles sous-crépitants à la base droite. Cet état persiste pendant quatre jours.

24 décembre. — 19e jour. T. M. 39°,4 ; S. 40°,4 ; P. 96-112. Selles et urines involontaires la nuit. Agité la nuit, se lève. Langue sèche. Lèvres fuligineuses. Face hébétée. Prostration le jour. Bronchite généralisée. Ventre bouffi. Etat psychique spécial : se trouve très bien. Prescriptions : 2 à 3 bains par jour. Thé au rhum.

Extrait de quinquina, 4 grammes. Même état jusqu'au 31 décembre, 26e jour. Depuis deux jours la température tendait à descendre, mais elle se relève aussitôt.

1er janvier. — 27e jour. T. M. 39° ; S. 40°,2 ; P. 104. A eu quatre selles diarrhéiques hier. Calme la nuit ; l'intelligence est plus nette. Quelques râles fins dans les bases. Au sacrum on constate une eschare comme une pièce de un franc. Jusqu'au 15 janvier la température reste élevée de 38°,5 à 39°,5, ce qu'on attribue à l'eschare et aux symptômes thoraciques ; par moments les selles sont encore diarrhéiques et involontaires. Cependant le malade mange depuis le 10 et demandait à manger le 5 janvier, 31e jour.

14 janvier. — T. M. 38° ; S. 39 ; P. 84-108. On découvre à la partie interne et inférieure de la fesse droite trois abcès que l'on ouvre et qui laissent écouler peu de pus. Deux selles diarrhéiques. Le lendemain les selles sont normales, les urines encore involontaires ; le malade se trouve bien et mange. Encore quelques râles sous-crépitants à la base droite. L'amélioration s'accentue les jours suivants : la langue devient humide ; le malade a beaucoup d'appétit ; la température est normale ; les symptômes pulmonaires ont complètement disparu. Abcès et eschare sont cicatrisés ; on continue à prendre la température et on constate, le 22 janvier, 48e jour, après cinq jours d'apyrexie, que la fièvre renait.

La température monte en échelons et atteint 39°,8 le soir du 3e jour. En même temps le pouls, qui n'avait pas dépassé 100 dans la première poussée, oscille entre 120 et 128. (V. le tracé n° I.) Pendant tout ce temps, on ne constate aucun symptôme. Le malade se trouve très bien, demande à se lever. On donne pendant plusieurs jours 1 gramme de sulfate de quinine sans résultat.

Le 1er février. — 58e jour, 11e de la rechute. Le malade accuse un peu de céphalalgie et des vertiges, avec bourdonnements d'oreilles que l'on attribue à la médication quinique. Ces symptômes disparaissent par la suppression du médicament. La température étant toujours élevée, on donne la digitale 0,75 les 8, 9, 10 février. Le pouls revient à 100 et la température, qui descendait en lysis depuis le 5 février, 15e jour, reste définitivement normale le 11, c'est-à-dire le 68e jour (31e jour de la rechute).

OBSERVATION XXV.

Fièvre typhoïde à forme thoracique. Prolongation de la période d'état. Durée 35 jours. Après 7 jours d'apyrexie, ascension thermique en échelons et rechute sans symptômes, qui dure 15 jours. (V. tracé.)

Lorentz, Marie, 26 ans, domestique, entrée le 28 décembre 1881, se dit malade depuis 8 jours : aurait eu de la céphalalgie. Vomissements. Bourdonnements d'oreilles. Constipation.

21 décembre. — 10e jour. T. M. 39°,6 ; S. 40°,6 ; P. 120-124. Langue sèche.

Lèvres fuligineuses. Peau sudorale. Pas de taches rosées. Ventre ballonné, un peu sensible. Respiration nette. Deux selles diarrhéiques. Même état les jours suivants.

24 décembre. — 13e jour. T. M. 39°,6 ; S. 40° ; P. 116-136. Langue sèche. Lèvres fuligineuses. Ventre très tendu. Trois selles diarrhéiques. Délire un peu la nuit. Ronchus et sibilance généralisés. Traitement : thé au rhum, ventouses sèches.

27 décembre. — 16e jour. T. M. 38°,6 ; S. 39°,8 ; P. 124-140, faible. Prostration. Délire la nuit. Urines et selles involontaires la nuit. Langue sèche. Râles sous-crépitants et respiration soufflée à droite, depuis l'angle de l'omoplate jusqu'à la base ; quelques râles fins à gauche. Diagnostic : pneumonie catarrhale à droite.

Même état jusqu'au 5 janvier ; à ce moment la température est toujours élevée : 38°,8 le soir, mais la diarrhée a disparu. Les urines sont volontaires. Le malade dit avoir faim. Les signes pulmonaires persistent seuls avec la sécheresse de la langue jusqu'au 4 janvier, 34e jour.

A partir du 36e jour l'apyrexie est complète. Le malade est en pleine convalescence. Cet état dure 7 jours ; lorsque le 23 janvier, 43e jour, la température remonte lentement, atteint le soir, après 5 jours, 40°.6, puis redescend en lysis pour revenir à la normale au 15e jour, 57e de l'affection. (V. tracé.) Pendant tout ce temps on ne note aucun symptôme.

OBSERVATION XXVI.

Fièvre typhoïde d'intensité moyenne. Apyrexie pendant 18 jours avec quelques mouvements fébriles le soir. Rechute le 39e jour sans symptômes. Durée 9 jours. (V. Tracé n° 3.)

G..., Marie, 12 ans, venant d'un pensionnat licencié à cause d'une épidémie de fièvre typhoïde, éprouve depuis 5 jours un peu de malaise ; a eu deux épistaxis Diarrhée depuis 2 jours.

16 décembre. — 1er jour. T. M. 39°,8 ; S. 40°,4 ; P. 116. Intelligence nette. Langue peu chargée. Lèvres sèches. Une seule tache rosée nette. Ventre légèrement bouffi, non sensible. Respiration nette. 2 selles diarrhéiques.

18 décembre. — 7e jour. T. M. 40° ; S. 40°,2 ; P. 116. Peau sèche. Le ventre est un peu douloureux. Taches rosées, nombreuses. Langue humide. Subdélire. Même état jusqu'au 25 décembre, 14e jour. A ce moment, la température baisse lentement et les symptômes disparaissent ; le 20e jour, la température est normale.

La convalescence n'est interrompue que par 4 exacerbations vespertines à 38°, lorsque, le 39e jour, la température monte graduellement jusqu'à 48°,2 le soir du 4e jour, et redescend ensuite (v. tracé). Le pouls monte également. Il est accéléré. Malgré ce cycle fébrile, aucun symptôme n'apparaît, et le malade ne se plaint de rien : on lui fait garder le lit et on lui donne une alimentation légère.

Obser. 24 Humbert Louis 26 ans épicier (Tracé N° 1)

Janvier	22	23	24	25	26	27	28	29	30	31	1 Février	2	3	4	5	6	7	8	9	10	11	12
Jours de la maladie	48	49	50	51	52	53	54	55	56	57	58	59	60	61	62	63	64	65	66	67	68	69
Rechute	1	2	3	4	5	6	7	8	9	10	11	12	13	14	15	16	17	18	19	20	21	22

\+ Sulf. de quinine 1 gr.
\# id. 1.50
\### id. 1.80
0 Infusion de Digitale 0.75

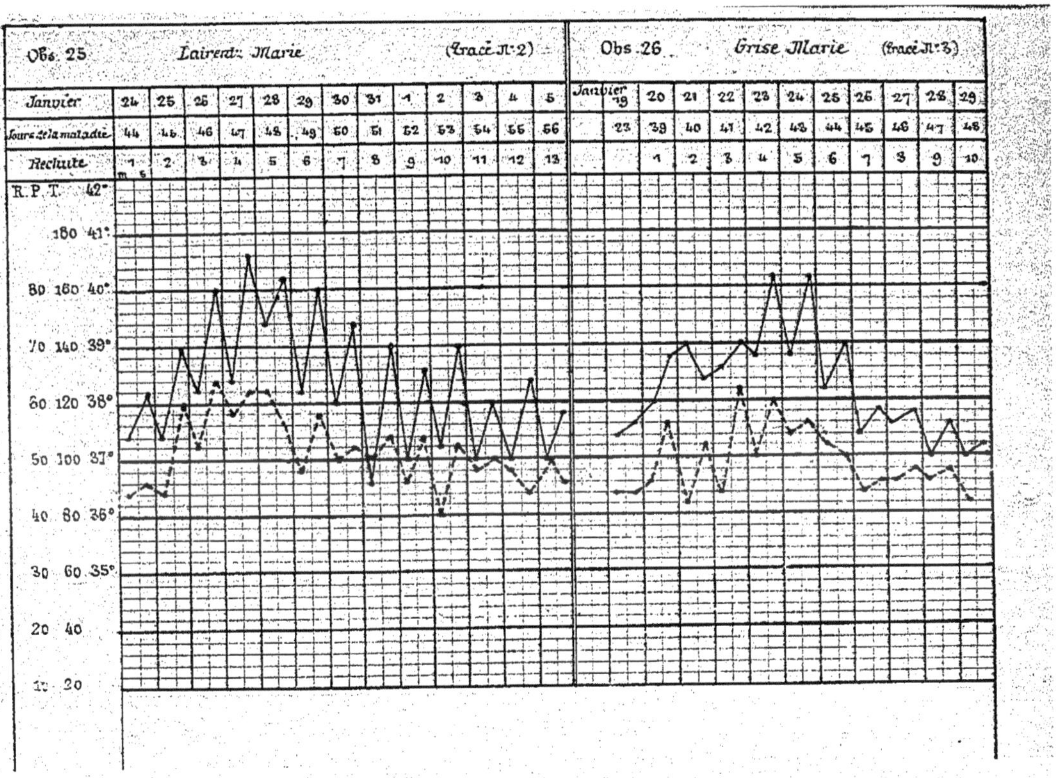

Obs. 25 Lairent Marie (Tracé N° 2)

Janvier	24	25	26	27	28	29	30	31	1	2	3	4	5
Jours de la maladie	44	45	46	47	48	49	50	51	52	53	54	55	56
Rechute	1	2	3	4	5	6	7	8	9	10	11	12	13

m s

R. P. T. 42°
180 41°
80 160 40°
70 140 39°
60 120 38°
50 100 37°
40 80 36°
30 60 35°
20 40
10 20

Obs. 26 Grise Marie (Tracé N° 3)

Janvier	19	20	21	22	23	24	25	26	27	28	29
	23	39	40	41	42	43	44	45	46	47	48
		1	2	3	4	5	6	7	8	9	10

OBSERVATION XXVII.

Fièvre continue bénigne. 2 rechutes sans symptômes.

Gérard, Marie, 17 ans, cigarière, entre le 22 mars 1871. Depuis 15 jours elle accuse de la céphalalgie et de la fièvre. A son entrée T. S. 39°,6 ; P. 120. Langue blanche. Ventre souple. Pas de taches rosées. Sa sœur étant atteinte de fièvre continue, on porte le diagnostic.

Du 23 au 27 mars, oscillations stationnaires ; 48° le soir, 38 à 38°,4 le matin P. variant de 84 à 104. La langue est blanche. Pas de diarrhée.

Du 27 au 31 la température baisse et redevient normale le 22e jour de l'affection.

1er et 2 avril. — 24e jour. Apyrexie. Mange un peu de viande. Une selle. Du 26e au 28e jour, la température, normale le matin, monte le soir par échelons et atteint 39°,2, puis elle redescend progressivement pour revenir à la normale le 32e jour. Cette poussée thermique a donc duré 6 jours pleins. Pendant ce temps, le malade mange et ne présente qu'une langue un peu blanche et une légère céphalalgie. Une selle tous les deux jours.

20 avril. — 42e jour. Semblait guérie, se levait depuis 4 jours. Les selles sont régulières, l'appétit est bon ; la langue seule est un peu blanche. N'accuse aucun symptôme. Cependant, la température se relève un peu le soir, le pouls devient plus fréquent.

JOURS..........	42e	43e	44e	45e	46e	47e	48e
Température Soir...	38°,4	38°,6	38°,8	38°,6	38°,2	38°,4	38,6.
P......	104	120°	112°	100°	116°	100°	96°,

Pendant tout ce temps, la malade continue à manger avec appétit des œufs, un peu de viande et n'a pas cessé de se lever.

Ainsi, après une fièvre qui évolue d'une façon bénigne en 22 jours, il se produit une apyrexie de 3 jours ; survient une poussée thermique, durant 6 jours, et présentant une forme graduellement ascendante, puis descendante pendant 3 jours ; nouvelle apyrexie de 18 jours ; 2e rechute avec grandes oscillations ascendantes pendant 4 jours et descendantes pendant 3 jours. On ne saurait accuser un catarrhe intestinal ni *febris carnis*. La malade mange depuis 4 jours lorsque la fièvre survient.

Dans ces cas, la marche de la température est régulière, cyclique, et ne saurait être attribuée à quelque complication méconnue. Guyard cite deux faits de ce genre ; Labbé en rapporte un dans sa thèse ; Azambre insiste aussi sur ce point.

La fièvre fut la seule manifestation de l'état typhoïde. Est-ce l'introduction du microbe dans le sang, comme le prétend Meisel qui provoquerait ces exacerbations fébriles ? Est-ce au contraire à une localisation spéciale du microbe typhique dans les centres nerveux et à une irritation des centres thermogènes que seraient dues ces rechutes ? Ce ne sont là que des conceptions théoriques auxquelles jusqu'à présent il est impossible de répondre d'une manière positive.

Rechutes multiples. — De nombreux exemples de deux ou trois rechutes ont été publiés ; déjà, en 1833, Jenner signalait la possibilité de deux ou trois évolutions typhiques successives ; Trousseau, Stewart citent chacun un cas de deux rechutes ; Griesinger signale deux rechutes. Raynaud, dans une fièvre suivie de deux rechutes, trouva trois groupes de lésions. Wunderlich, Bucquoy, Tuckwel rapportent des observations de deux rechutes. Irwine a observé deux, trois et quatre rechutes. M. Hallopeau, cité par Hutinel, aurait observé quatre rechutes ; la maladie totale aurait duré deux cents jours. Devic rapporte quelques exemples de deux rechutes. M. Jaccoud, dans ses leçons cliniques (1887), relate un cas de trois rechutes et un cas où il y eut cinq rechutes nettement caractérisées ; après la deuxième rechute, il y avait eu des abcès multiples.

La période apyrétique a varié dans ces cas de deux à dix-neuf jours, le plus souvent elle a duré moins de huit jours.

Ajoutons à ces faits les observations suivantes recueillies dans le service de notre maître.

OBSERVATION XXVIII.

Fièvre typhoïde à forme thoracique et ataxo-adynamique. Durée 25 jours. Apyrexie de 8 jours. Rechute à forme abdominale, durant 23 jours. Nouvelle apyrexie pendant 10 jours ; deuxième rechute pendant 17 jours.

Hocquart Marie, 10 ans, entre le 5 octobre 1886. La maladie aurait débuté, il y a 10 jours, par de la céphalalgie et des douleurs d'oreilles. Ne s'est alité que depuis 6 jours. Délire depuis ce moment. Diarrhée depuis 2 jours.

6 octobre. — 10e jour. T. M. 40° ; on donne 0,25 centigrammes d'antifibrine. S. 39°,4 ; P. 104-116. Langue sèche. Intelligence assez nette ; répond aux questions, puis divague de nouveau. A beaucoup déliré la nuit ; on a dû la barricader.

Sibilances disséminées. Pas de taches rosées. Urines et selles involontaires la nuit. La maladie continue à évoluer, avec des symptômes ataxo-adynamiques graves ; malgré l'antifébrine, la température est élevée tous les soirs, de 40° à 40°,4. Le délire persiste ; à partir du 7 octobre, râles sous-crépitants, en arrière et à gauche, depuis l'angle de l'omoplate. La langue est sèche. Les selles diarrhéiques et les urines sont involontaires.

Le 9 octobre. — 13e jour. Après un bain, la malade est un peu plus calme dans la journée. A partir du *12 octobre*, 16e jour, le délire est plus tranquille. La langue est moins sèche. Le ventre bouffi. Selles diarrhéiques toujours involontaires. Râles sous-crépitants dans les deux bases.

Le 15 octobre, tendance à la cyanose. Stupeur. Tremblement. Traitement : champagne, thé au rhum.

17 octobre. — 21e jour. La température commence à baisser ; les symptômes adynamiques persistent. Hypostase. Agitation ; pousse des cris.

23 octobre. — La température est normale ; l'intelligence est nette. La diarrhée seule persiste. Le 25, la malade mange. L'amaigrissement est considérable. L'apyrexie dure environ 8 jours.

4 novembre. — 39e jour. La malade ayant vomi tout ce qu'elle avait pris, on constate que la température était élevée, 40° le soir. Une selle moulée. Depuis 3 jours, l'appétit avait diminué.

5 novembre. — 3e jour de la rechute environ. T. 40° ; matin et soir ; P. 120. Ne se plaint de rien. Pas de selle.

9 novembre. — 9e jour. T. 39°, matin et soir. Face pâle ; traits un peu tirés. Langue blanche. Ventre bouffi, dépressible. Pas de taches rosées. Se plaint. Pousse des cris. Délire de nouveau la nuit. Râles sous-crépitants dans les bases. Pas de selle depuis 2 jours. Traitement : champagne, thé au rhum.

10 novembre. — T. M. 37°,8 ; S. 39° ; P. 136-148. Selles diarrhéiques. Rétention d'urine. Ballonnement considérable du ventre.

A partir de ce moment, la température suit une marche très irrégulière, les symptômes sont très variables. Alternatives de constipation et de diarrhée (9 selles par jour). La température normale ou hyponormale remonte brusquement à 38° ou au-dessus. La malade maigrit considérablement.

Cependant, le *20 novembre*, 20e jour, la diarrhée ne reparait plus, et le 25 on commence l'alimentation.

Pendant toute la durée de cette seconde évolution fébrile, le pouls a oscillé entre 120 et 148. (Dans la première, il avait varié de 100 à 124.)

Depuis le 24 décembre, l'apyrexie est complète et le malade entrait en convalescence, n'ayant plus que 2 à 3 selles diarrhéiques par intervalles, lorsque, le 8 décembre, on observe de nouveaux symptômes typhoïdes.

8 décembre. — T. M. 39° ; S. 39°,4 ; P. 128-124. Depuis quelques jours, la malade ne mange plus. 3 selles diarrhéiques en moyenne par jour. Calme la nuit. Urine volontairement. Le ventre est bouffi. Quelques taches rosées.

9 décembre. — T. M. 38°,2 ; S. 37°,6 ; P. 132-116. A été agitée toute la nuit. Jusqu'au *17 décembre*, les symptômes abdominaux prédominent 2 à 3 selles par jour A ce moment, la défervescence commence ; la température, normale le matin, oscille le soir entre 38° et 38°,4, pour revenir à la normale, vers le 24 décembre.

La durée de cette seconde rechute peut être évaluée à 17 jours environ. La convalescence est définitive.

Notons l'absence de taches rosées dans les deux premières évolutions et leur apparition dans la deuxième rechute.

OBSERVATION XXIX.

Fièvre typhoïde d'intensité moyenne ; recrudescence le 19e jour jusqu'au 40e. Perforation intestinale le 51e jour. Rechute le 64e jour, durant 21 jours.

Bollinger Emile, ouvrier, entre le 16 janvier 1887. Début de l'affection il y a 8 jours par de la céphalalgie. Lassitude. Inappétence. Frissonnements. Epistaxis le 15.

État actuel. — *17 janvier.* — 8e jour. T. M. 38°,8 ; S. 40°,6 ; P. 92-108. Croûtes d'herpès sur la lèvre supérieure. Langue blanche au milieu, rouge sur les bords. Ventre souple. Pas de taches rosées. Respiration nette. Jusqu'au 21, 12e jour, on ne constate aucun nouveau symptôme. Le malade a une céphalalgie intense. T. 39° le soir ; 38°,6 le matin. Le 21 janvier apparait une légère bronchite ; deux jours après, 15e jour, survient de la diarrhée ; on constate de grandes oscillations thermométriques, 39°,6 le soir, 38° le matin et l'affection semble se terminer d'une façon bénigne.

27 janvier. — 18e jour. T. M. 38° ; S. 40° ; P. 100-120. Le malade va bien. 2 selles diarrhéiques hier. Langue peu chargée. Quelques râles disséminés. Dit avoir de l'appétit.

Du 28 janvier au 2 février le malade mange. La fièvre a reparu ; le pouls devient plus fréquent. T. 39° à 39°,6 le matin et le soir. Une selle diarrhéique par jour. On ne savait à quoi attribuer cette recrudescence fébrile lorsque, le 5 février, apparurent des taches rosées.

5 février. — 27e jour. T. M. 39°,4 ; S. 40°,5 ; P. 120. Inappétence. Une selle diarrhéique. Langue un peu chargée. Ronchus et sibilances généralisés. Taches rosées.

La recrudescence évolue d'une façon bénigne et le 16 février, 38e jour, l'appétit revient ; les selles sont moulées, la température normale. La recrudescence a duré 21 jours.

La convalescence semblait définitive et, le 28 février, le malade se lève. Tout-à coup, le 1er mars, 51e jour, il fut pris à 4 heures de l'après-midi d'un violent frisson qui dura une demi-heure suivi de vomissements et d'une violente douleur dans la fosse iliaque droite. T. 40°,4 au moment du frisson.

2 mars. — 52e jour. T. M. 38°,8 ; S. 37°,6 ; P. 140. La face est pâle le pouls petit dépressible. Langue normale. Ventre ballonné. Douleur vive à la pression de l'abdomen. Douleur spontanée faible. La respiration est haletante. A vomi hier. Pas de selle. Rétention d'urines. Traitement : laudanum, 30 gouttes. Perforation intestinale.

3 mars. — T. M. 37° ; S. 36°,6 ; P. 112. N'a pas vomi. Pas de selles. Face très pâle. Ballonnement considérable. Douleur surtout sus-ombilicale à droite.

5 mars. — T. M. 37°,4 ; S. 37°,6 ; P. 120-128 ; A eu moins de douleur ; a eu 3 selles hier. Le ventre est moins ballonné et moins sensible. L'état général s'améliore, et le 10 mars la malade mange avec appétit.

Le 14 mars. — 64e jour. La fièvre se rallume de nouveau, 38° le soir. Le 18 mars elle atteint 39°, le pouls redevient plus fréquent, 120 environ. Jusqu'au 28 mars on n'observe aucun symptôme. La langue est nette, l'appétit est faible mais conservé, les selles moulées, la respiration est nette.

Le 28 mars, une nouvelle éruption de taches rosées fait porter le diagnostic de rechute au 15e jour. A partir de ce jour la température baisse graduellement et le 3 mars elle reste définitivement abaissée. Cette rechute bénigne a duré 21 jours. La malade est profondément anémié, l'amaigrissement est considérable. L'affection avait duré 84 jours.

Dans ce cas les taches rosées manquèrent dans la 1re poussée et apparurent dans les deux rechutes. Il n'y eut pas d'apyrexie malgré la disparition des symptômes entre les deux premières phases de la maladie.

OBSERVATION XXX.

Fièvre typhoïde d'intensité moyenne. Défervescence le 16e jour : réascension le 22e jour, jusqu'au 46e jour. Apyrexie pendant 17 jours ; puis rechute du 55e au 67e jour.

Téron, 33 ans, moutardier, entre le 30 janvier pour une fièvre typhoïde, au 12e jour. La température serait à 40° le soir, depuis 4 jours ; a pris avant son entrée 0g,30 centigrammes de digitale pendant 3 jours. Pas d'autres renseignements.

31 janvier. — 12e jour. T. M. 39° ; S. 40° ; P. 100. Lymphatique. Face colorée. Hébétude. Langue blanche, humide. Ventre bombé. Taches rosées nombreuses ; 4 selles diarrhéiques hier. Ronchus et sibilances généralisés. Râles sous-crépitants dans les bases. *Du 1er au 4 février*, la température oscille entre 39°,6 et 40°. On donne 4 potions de 0,60 cent. de digitale. Une selle par jour. Même état de la poitrine. Les urines renferment de l'albumine et de la globuline.

5 février. — 17e jour. T. M. 37°,2 ; S. 37°,6 ; P. 64. La veille au soir, T. 39°. Les urines renferment moins d'albumine ; pouls ralenti, une selle hier. *Les 6, 7, 8 et 9 février*, T. 37°,8 à 38, matin et soir ; le pouls est ralenti, 52 à 60 pulsations par minute ; la langue est toujours blanche. Une ou deux selles diarrhéiques, le ventre est ballonné.

10 et 11 février. — La température remonte le soir, 39 et 39°4. Pas de selle. Les urines sont abondantes : 2 litres. Réaction alcaline. Le pouls toujours lent. Le malade a faim.

12 février. — 21e jour. T. M. 38°,2 ; S. 38°,6 ; P. 106-104. La langue est humide. Plus de diarrhée. Urines, 2 litres, ne renferment plus d'albumine.

Dès lors, la fièvre est continue jusqu'au 6 janvier (46e jour), c'est-à-dire pendant 22 jours ; le pouls fréquent entre 100 et 120. On essaie successivement les antipyrétiques, antipyrrhine pendant 4 jours à la dose de 3 à 4 gr. ; sulfate de quinine, 1 gr. pendant les deux jours ; antipyrrhine, 3 gr. par jour ; enfin, bromure de potassium, 3 à 4 gr. pendant 2 jours.

Tous ces agents échouent contre cette fièvre qui est tenace et continue.

L'antipyrrhine produit seule de légères rémissions suivies aussitôt d'ascensions rapides.

Les symptômes en effet sont nuls pendant ce temps ; le malade crie famine, il prend des œufs, du pain, de la viande hachée ; une selle moulée ou semi-moulée tous les 2 jours. On ne trouve qu'une respiration assez rugueuse, puis le 23 février, 35e jour, quelques râles sous-crépitants dans les bases. Les urines, alcalines au début de cette période fébrile, restent alcalines, mais contiennent de nouveau de l'albumine le 24 février (36e jour), 12e jour de la rechute. Leur quantité a diminué dès le 4e jour de la recrudescence ; le 4 mars, 45e jour elles prennent la réaction acide normale, et 3 jours après, l'apyrexie étant complète, l'albumine disparaît.

Du 7 mars au 13, l'apyrexie est complète, la convalescence franche ; le malade se lève, lorsqu'on constate une nouvelle ascension de la température Le 15, 38° le matin ; 38°,4 le soir Le pouls devient également plus fréquent, 124-128. *Du 16 au 19 mars*, T. M. 87 à 37°,6 ; le soir, 37°8 à 38°.

Le 15, on constate de nouveau de l'albumine dans les urines. Le malade ne présente pas d'autre symptôme.

Le 21. — T. M. 37° ; S. 39°,6. Le malade ne se lève pas, se sentant fatigué.

Antipyrrhine, 3 grammes.

23 mars. — T. M. 38°,2 ; S. 37°,4 ; P. 120-100 ; les urines sont de nouveau alcalines ; toujours de l'albumine.

24 mars. — 10e jour de la rechute. T. M. 38°,4 ; S. 37°,6 ; P. 120-132. Langue nette. Appétit faible Mange un peu de viande. On constate l'apparition de nouvelles taches rosées. Ronchus et sibilances.

25 mars. — 65e jour. 11e de la 2e rechute. T. M. 39° ; S. 39°,7 ; P. 120-136. A faim. Pas de diarrhée, une selle moulée. Les jours suivants, la température baisse progressivement, et le *1er avril*, après 72 jours de maladie, la convalescence est franche et définitive.

Dans tous ces faits, la durée de la première évolution, les caractères des périodes intercalaires sont les mêmes que dans les cas où l'on n'observe qu'une rechute. Les symptômes et la marche des rechutes successives, identiques à ceux que l'on constate dans les rechutes isolées, nous dispensent d'étudier chacune de ces périodes.

DIAGNOSTIC

La fièvre étant souvent le seul symptôme observé au début, le diagnostic de la rechute est souvent difficile et doit être différé jusqu'à l'apparition de nouveaux symptômes. Les signes dont la valeur diagnostique est la plus certaine sont les caractères thermiques de la fièvre, l'ascension en échelons au moment de la reprise (Jaccoud, Steinthal), l'ascension du pouls (Parisot), les taches rosées et l'ensemble des symptômes typhiques. V. Ziemssen pense que trois symptômes ont une égale importance et deux au moins devraient être exigés pour établir le diagnostic : ce sont la forme de la courbe, les taches rosées et la tuméfaction de la rate. Mais ces deux derniers signes peuvent manquer et il est de ces rechutes sans symptômes où le diagnostic doit être fait d'après les allures et la durée de la fièvre seule.

Il est généralement facile de différencier la rechute des ascensions survenant après des apyrexies accidentelles produites par un médicament ou une complication (hémorrhagie par exemple), et des ascensions dues à une cause légère et inhérentes à l'état particulier du convalescent ; l'examen du tracé ne permet pas de confondre la *febris carnis* ou autres mouvements fébriles semblables avec une rechute.

Des rechutes mal caractérisées, à courbes irrégulières, peuvent être confondues avec un catarrhe intestinal : cette affection provoque de la diarrhée, peut augmenter l'adynamie et amener un mouvement fébrile plus ou moins intense. Dans ces cas encore on n'observe pas la courbe régulière, la durée limitée, la terminaison en quelque sorte prévue de la rechute ; les autres symptômes typhoïdes font défaut.

La tuberculose aiguë peut être confondue avec une rechute à forme thoracique. Hutinel rapporte un fait dû à M. Ferrand, dans lequel, en raison des grandes oscillations, de l'abondance et de la finesse des râles, on crut à l'existence d'une tuberculose : l'autopsie montra qu'il n'y avait pas de tubercules. Dans un cas semblable observé par M. Leroux, le malade guérit. Dans notre observation XI, malgré l'apparition des taches rosées, on crut à une tuberculose aiguë : la malade présenta pendant 15 jours de la diarrhée, avec sueurs profuses, râles muqueux généralisés, crachats hémoptoïques pendant deux jours. Dans ces cas, ce n'est que par l'ensemble des symptômes, par la prédominance de certains signes, mais surtout par la marche et la terminaison que l'on pourra établir le diagnostic.

M. le professeur Bernheim (*Revue Médic. de l'Est*, 1874) a décrit une fièvre de convalescence survenant sans cause appréciable et sans lésions organiques. En 1878 parut la thèse de Neubauer, inspirée par lui sur le même sujet. En 1873, Fleischl avait exposé les idées de son maître Biermer sur la fièvre de convalescence (*nachfieber*). Mazel (1885) ajoute aux faits publiés quelques observations personnelles. Sur les conseils de notre maître, nous avons repris ces faits et nous nous sommes assuré que plusieurs d'entre eux devaient être rattachés aux rechutes évoluant sans symptômes. L'observation I de Neubauer est une rechute affectant la forme d'un *typhus levissimus :* les tracés II et VI présentent la courbe caractéristique d'une rechute évoluant en onze jours sans symptômes : telles sont aussi les observations I, VI, VIII, XIII, XIV de M. Bernheim, dans lesquelles les symptômes ont été bénins ou nuls, les tracés ayant une forme cyclique, régulière.

« Une fièvre purement nerveuse, dit M. Bernheim, ne durerait pas si longtemps et les puissants antipyrétiques devraient en faire justice : si la fièvre était une simple habitude du système nerveux, il n'y aurait aucune raison pour qu'elle s'usât et finît toute seule. Donc, quand la fièvre est réfractaire au traitement, elle est due à une complication méconnue ou elle dépend d'une évolution latente, d'une véritable rechute sans symptômes. » Pareil fait se rencontre dans l'érysipèle : peut-être dans ces cas de nouvelles générations de microbes, jusqu'alors latents, évoluent-elles subitement et, trouvant les organes pour ainsi dire vaccinés par une première atteinte, ne manifestent leur développement que par l'hyperthermie.

Nous réserverons donc le nom de fièvre de convalescence à des manifestations fébriles, à marche irrégulière, non cyclique, survenant sans cause appréciable et dont la nature est encore inconnue.

PRONOSTIC ET TRAITEMENT

La rechute est généralement moins grave que la première évolution. Grisolle, Griesinger, Barthez, Jaccoud lui assignent un pronostic bénin. Baummler, Maclagan, Guyard, sur 42 cas, n'eurent pas de décès. Murchison eut 7 décès sur 53 cas, Steinthal 4 sur 35 ; Raynaud estime la mortalité à 8 p. %. Michel et Meunier pensent que la mort est due à des complications dépendant autant de la première que de la deuxième évolution. Sur 30 cas que nous rapportons il y a eu 5 décès. La mort fut due à une perforation intestinale (obs. V), à une hémorrhagie (obs. XII), à un catarrhe intestinal et à la cachexie (obs. XVIII), à une broncho-pneumonie (XIX) ; enfin, dans l'observation IX, la mort fut subite.

Les complications sont celles de la fièvre typhoïde ordinaire : perforation, hémorrhagies, accidents broncho-pulmonaires, abcès multiples, thromboses, etc.

Le traitement est le même que celui de la fièvre typhoïde en général : nous n'insisterons donc pas sur ce point. Mais, est-il possible de prévenir les rechutes par l'administration d'agents antiseptiques ? Zimmermann préconise l'emploi de l'acide salicylique pendant la période apyrétique : par cette médication, la proportion des rechutes serait tombée de 23 à 4 p. °/₀. Ziemssen, de Munich, croit qu'il est possible qu'une petite portion du virus infectieux, latent dans une partie de l'organisme, soit atténuée par la médication antipyrétique, tandis que, sans l'emploi du sulfate de quinine, elle arriverait à se développer et provoquerait une rechute. Jaccoud ayant employé le sulfate de quinine et l'acide salicylique chez deux malades, qui eurent, l'un cinq, l'autre trois rechutes, n'obtint aucun résultat.

On ne peut donc compter sur l'efficacité préventive de ces agents, et nous ne connaissons pas plus de traitement abortif de la rechute que de la fièvre typhoïde ordinaire.

CONCLUSIONS

1° La rechute est une seconde poussée typhique due à la même infection que la première. Prolongation de la période d'état, recrudescence, rechute, constituent un processus identique dû à des poussées typhiques subintrantes, successives ou consécutives.

2° La rechute survient sans cause appréciable après une apyrexie variable de un à 30 jours et même deux mois.

3° Elle succède à toutes les formes d'une première évolution.

4° La rechute peut se répéter plusieurs fois.

5° Sa durée est variable (6 à 30 jours) : elle affecte toutes les formes, mais, le plus souvent, c'est une fièvre atténuée ou abortive.

6° Ses caractères anatomiques et cliniques sont ceux de la fièvre typhoïde en général : dans certains cas, on n'observe pas d'autre symptôme que la marche caractéristique de la fièvre.

7° Les éléments de diagnostic les plus certains sont : l'ascension en échelons de la température et du pouls, les taches rosées.

8° La mort est due généralement à des complications.

9° On ne connaît pas de traitement préventif de la rechute.

TABLE DES MATIÈRES

Nancy, imprimerie Paul SORDOILLET, rue Saint-Dizier, 51.

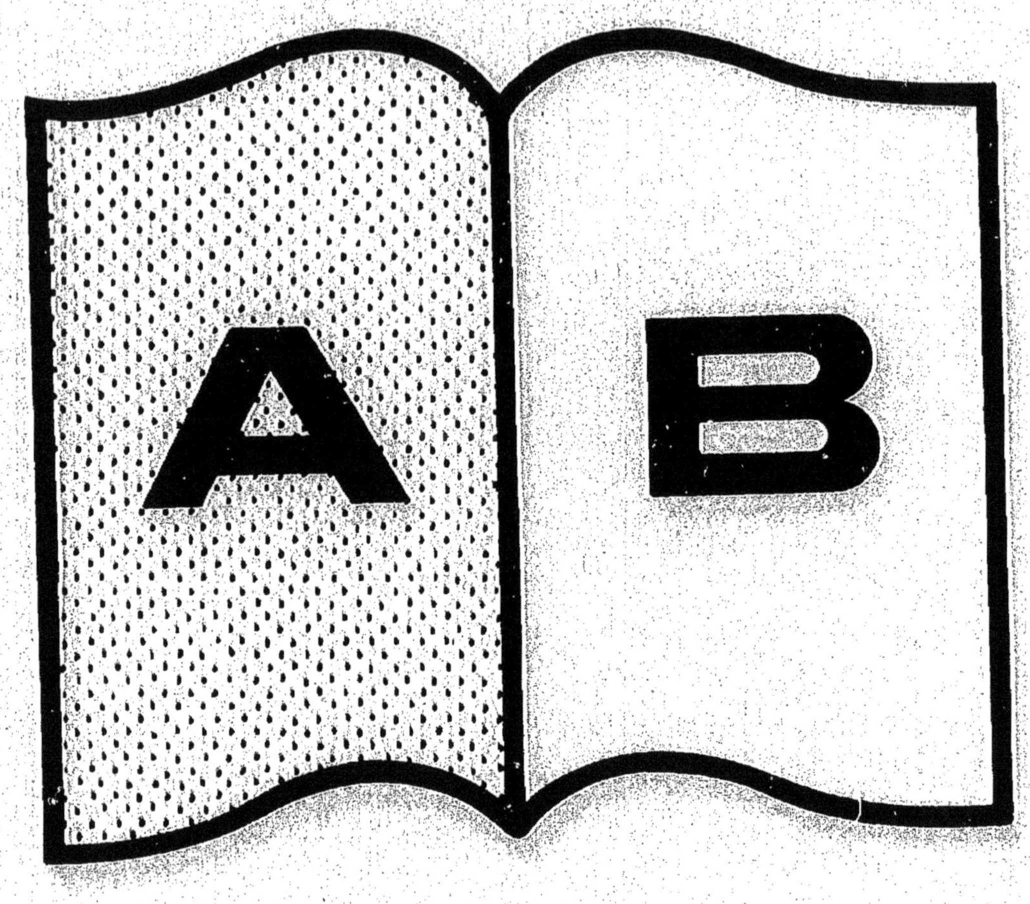

Contraste insuffisant

NF Z 43-120-14

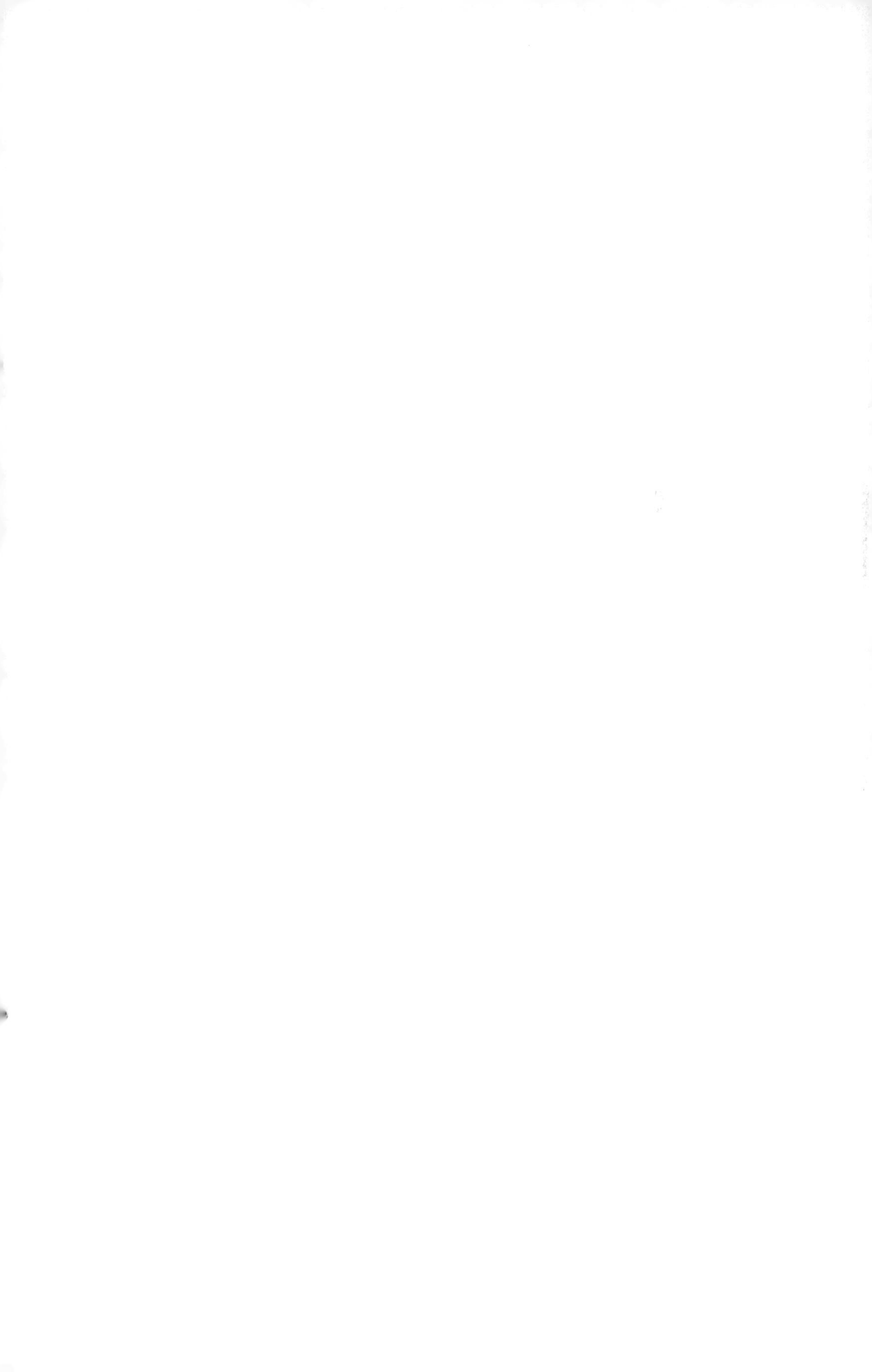